# 何でも調べればわかる今、レジデントノートがめざすもの

創刊23年目となったレジデントノート。
皆さまの声を聞きながら、
「研修医が現場で困っていること」や「意外と教わらないこと」、
「研修中に必ず身につけたいこと」を取り上げます。

そして、研修医に必要なことをしっかり押さえた、
具体的でわかりやすい解説を大切にします。

救急外来や病棟はもちろん、新しい科をローテートするとき、
あるテーマについて一通り勉強したいときも
ぜひ本誌をご活用ください。

私たちはこれからも読者の皆さまと
ともに歩んでいきます。

## 研修医を応援する単行本も続々発刊！

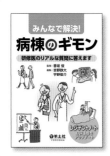
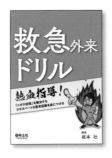
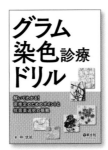
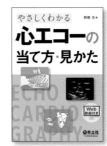
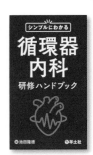

羊土社

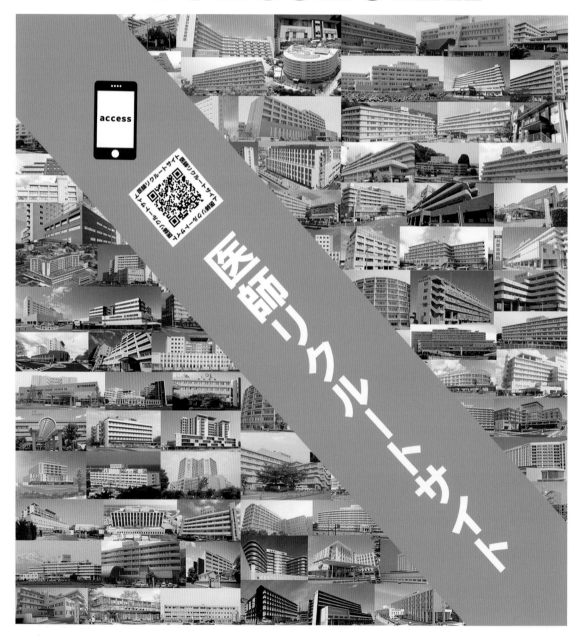

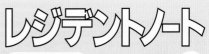

特集

# 呼吸困難の対応
# 考えて、動く！

病態を正しく捉える思考力と
緊急度に応じた確かな対応力を身につける

編集／武部弘太郎

（京都府立医科大学 救急医療学教室 / 京都府立医科大学附属北部医療センター 救急科）

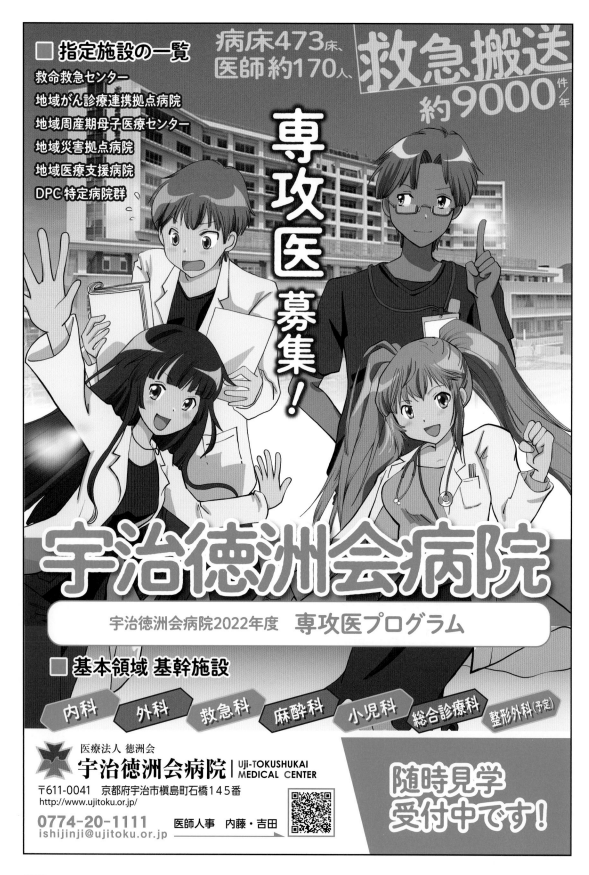

# レジデントノート

**contents**

2021 **11**

Vol.23-No.12

# 連 載

※会話を愉しみ，ピースを集める 病歴聴取のコツはお休みさせていただきます.

# 地方独立行政法人 栃木県立がんセンター
# レジデント・シニアレジデント募集

## 診療科間の壁のない環境で高度の専門性を志向したがん診療の総合的研修

**1. がん医療の総合的な研修**
がん専門病院として、診断、治療および緩和ケアまでを網羅し多くの症例を経験することができる施設です。

**2. 診療科の枠を超えたチーム医療**
治療方針は放射線科医・病理医・内視鏡医・IVR医・外科医・内科医が参加するカンファレンスで検討します。

**3. 柔軟なカリキュラム設定**
希望する研修内容に合わせて、ローテーションを柔軟に設定することができます。

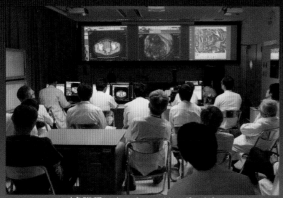
〈多職種によるキャンサーボード〉 〈病理診断研修〉

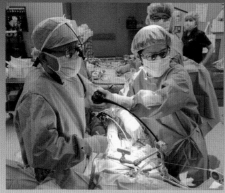
〈外科研修での執刀経験〉 〈ロボット支援手術は5つの診療科で施行中〉

| 申込締切日 |
|---|
| 2021年 **10**月**21**日（木） |
| 選考日 |
| 2021年 **11**月**11**日（木） |

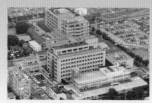
〈センター全景〉

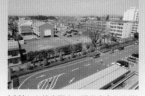
〈病院から徒歩圏内に職員宿舎を完備〉

**施設見学は随時受け付けております。**
見学を希望される方は電話（事務局総務課：028-658-5794）またはメールでお問い合わせください。
E-mail: resident-tcc@tochigi-cc.jp

 地方独立行政法人 **栃木県立がんセンター**
〒320-0834 栃木県宇都宮市陽南4丁目9番13号
TEL.**028-658-5151**（代）FAX.028-658-5669
http://tochigi-cc.jp/

# 実践！画像診断 Q&A - このサインを見落とすな

## 脱力と失神で来院した10歳代男性

（出題・解説）井上明星

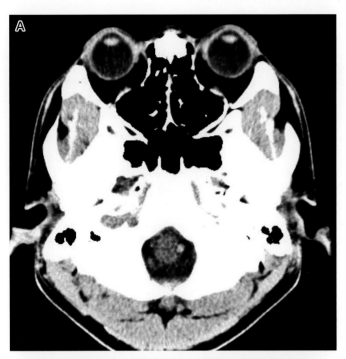

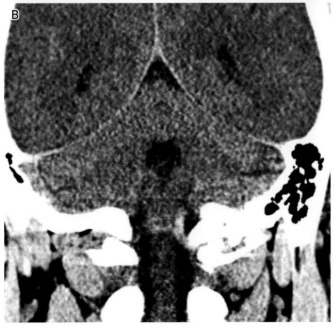

**図1　頭部非造影CT**

Akitoshi Inoue（メイヨークリニック 放射線科）

---

**病歴**　ラグビーのタックルの練習中に頭をぶつけた．練習終了後に脱力および失神があり，起き上がれなくなり来院した．頭部CTが撮影された．

**問題**
Q1：非造影CT（図1）での異常所見は何か？

Q2：次に行うべき検査は何か？

---

web上にて本症例の全スライスが閲覧可能です．

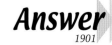

**Answer**
*1901*

ある1年目の研修医の診断

病歴から脳震盪が考えられますので，自宅での安静を指示しようと思います．

## 解答 外傷性椎骨動脈解離（traumatic vertebral artery dissection）

**A1：左椎骨動脈の高吸収域（図1）**
**A2：頭部MRI/MRA検査**

### 解説

脳血管解離は脳梗塞の原因の2％であるが，45歳以下の若年層に限れば8〜25％を占める．動脈壁を栄養する毛細血管（vasa vasorum）の破裂または内膜の裂傷を契機として長軸方向に動脈壁が解離する．競技者間の接触のあるコンタクトスポーツ（ラグビー，柔道，相撲など）以外にも，サッカー，ゴルフ，テニス，ジョギング，水泳，体操ならびにカイロプラクティックでの発症例も報告されている．これらスポーツなどによる椎骨動脈解離は，頸部の回旋による第1〜2頸椎レベルの椎骨動脈（V3 segment）での過伸展が原因と考えられている．そのため第1〜2頸椎レベルに好発する．症状は頸部痛，頭痛，嘔気・嘔吐，耳鳴，ふらつきと非特異的であり，診断されずに自然軽快している潜在的な症例も相当数あると推測されている[1]．

解離が内膜と中膜の間に生じた場合は内腔狭窄，中膜と外膜の間に生じた場合は動脈瘤を形成すると考えられている．急性期脳梗塞は狭窄や閉塞による低灌流よりも，偽腔からの血栓塞栓が原因で発症することがほとんどである．解離の15％は頭蓋内へ進展するとされているが，くも膜下出血を合併することもある．

血管造影では椎骨動脈に不整，狭窄，先細り，動脈瘤，あるいは血管内のflapを認める[2]．より非侵襲的なMRAやCTAでも類似の所見が認められるため，最近では血管造影に置き換わる検査方法として位置づけられている（図2）．非造影CTでは偽腔内の急性期血腫が，高吸収域として描出されることがある（図1）．

軽微な所見ではあるが，CTは頭部の画像検査の第一選択となることが多く，注意を払い読影すべきと考えられる．

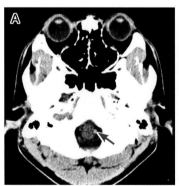
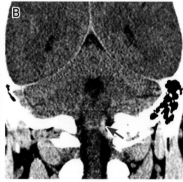

**図1　頭部非造影CT**
頭部非造影CT軸位断像で左椎骨動脈に高吸収を認める（A➡）．右椎骨動脈と比較すると明らかである．冠状断像でも左椎骨動脈に一致して高吸収域を認める（B➡）．

### 文献

1) Suzuki S, et al：Traumatic vertebral artery dissection in high school rugby players：A report of two cases. J Clin Neurosci, 47：137-139, 2018（PMID：29050892）
2) Vilela P & Goulão A：Ischemic stroke：carotid and vertebral artery disease. Eur Radiol, 15：427-433, 2005（PMID：15657789）

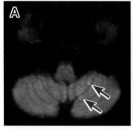
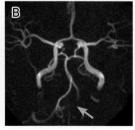
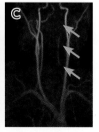

**図2　頭部MRI（A），MRA（B，C）**
拡散強調像で左小脳半球に微細な点状高信号域を認める（A➡）．頭部および頸部のMRAでは左椎骨動脈の描出が不良である（B，C➡）．

本コーナーはオンラインでもご覧いただけます：www.yodosha.co.jp/rnote/gazou_qa/index.html

## 乾性咳嗽，微熱，労作時呼吸困難で受診した60歳代男性

（出題・解説）**石黒賢志，徳田 均**

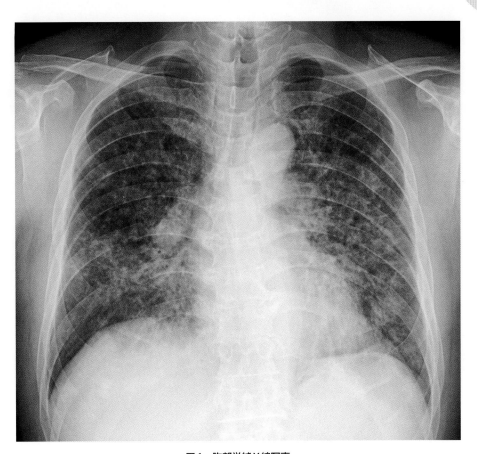

**図1 胸部単純X線写真**

<table>
<tr><td rowspan="6">病歴</td><td>症例：60歳代男性．**既往歴・家族歴**：特記事項なし．**喫煙・飲酒歴**：なし．**常用薬**：なし．</td></tr>
<tr><td>**現病歴**：3カ月前から乾性咳嗽が出現し，徐々に増悪した．1月前から37℃台の発熱が出現，近医で抗菌薬が処方され一時軽快するもすぐ再燃し，2週間前からは労作時呼吸困難が加わった．胸部単純X線写真で異常陰影が指摘され，精査・加療目的に当科入院した．</td></tr>
<tr><td>**身体所見**：体温36.9℃，血圧115/87 mmHg，脈拍110回/分・整，呼吸数20回/分．胸部聴診上呼吸音異常なし．その他身体所見に異常なし．</td></tr>
<tr><td>**血液検査**：白血球数14,710/μL（好中球82％，リンパ球12％，単球5％，好酸球1％），Hb 13.6 g/dL，血小板数31.8×10⁴/μL，アルブミン2.5 g/dL，LDH 548 IU/L，BUN 11 mg/dL，Cr 0.8 mg/dL，CRP 18.3 mg/dL，KL-6 992 U/mL，可溶性IL-2受容体2,350 U/mL．</td></tr>
<tr><td>**動脈血液ガス分析（室内気）**：pH 7.47，PaO₂ 56.0 Torr，PaCO₂ 38.5 Torr．</td></tr>
</table>

<table>
<tr><td rowspan="2">問題</td><td>**Q1**：胸部単純X線写真（図1）の所見からどのような疾患を考えるか？</td></tr>
<tr><td>**Q2**：本症例の原因となった基礎疾患を調べるためにどのような検査を検討すべきか？</td></tr>
</table>

Kenji Ishiguro[1]，Hitoshi Tokuda[2]
（1 JCHO 東京山手メディカルセンター リウマチ・膠原病科，2 JCHO 東京山手メディカルセンター 呼吸器内科）

**Answer**

*1903*

## ある1年目の研修医の診断

両肺にびまん性のすりガラス影を認めます．抗菌薬治療で改善しない経過と，炎症反応高値，低酸素血症から，ニューモシスチス肺炎などが考えられると思います．胸部CTや$\beta$-Dグルカンの提出を行いつつ，背景に免疫不全をきたすような疾患がないか調べます．

# HTLV-1キャリアに発症したニューモシスチス肺炎

**解答**

**A1**：胸部単純X線写真（図1）では両肺にびまん性のすりガラス影を認めるが，濃淡にムラがあり，一部網状に見える箇所もある．過敏性肺炎，ニューモシスチス肺炎（Pneumocystis pneumonia：PCP），癌性リンパ管症などが考えられる．

**A2**：鑑別のために胸部CT，$\beta$-Dグルカン，腫瘍マーカーの追加や気管支鏡検査を行う．PCPに関して，ヒト免疫不全ウイルス（human immunodeficiency virus：HIV）等の感染症検査，骨髄検査，出身地に関する病歴聴取や抗human T-cell lymphotropic virus type-1（HTLV-1）抗体の提出を行う．

## 解説

胸部単純X線写真では，両肺にびまん性のすりガラス陰影を認める（図1）．胸部CT（図2）では，両側肺野にびまん性のすりガラス影を認めるが，濃淡にムラがあり，一部は気管支血管束に沿った浸潤影を呈している．常用薬はなく，抗菌薬治療で改善しない緩徐進行性の労作時呼吸困難があり，炎症反応高値，低酸素血症も認めることから，PCPが最も疑われる．追加で提出した$\beta$-Dグルカンは286.9 pg/mLと上昇していた．さらに気管支鏡検査を行い，気管支肺胞洗浄液のDiff-Quik染色で*Pneumocystis jirovecii*の栄養体と嚢子を認めた．以上よりPCPと診断し，ST合剤による治療を開始した．

PCPは日和見感染症の代表的疾患であり，何らかの基礎疾患のうえに成立する．代表的な疾患としてはHIV感染症や血液疾患・悪性腫瘍，ステロイド・免疫抑制薬使用があがる．本症例ではHIV抗原・抗体陰性であり，基礎疾患の判定は容易ではなかった．そこで，今一度胸部CTを確認すると，先述したように，一部気管支血管束に沿う浸潤影を伴う濃淡のあるすりガラス影であった．こうした画像パターンをとるPCPは血液疾患・悪性腫瘍患者に発生するPCPに有意に多いという報告がある[1]．そこで血液疾患・悪性腫瘍の可能性を疑い，骨髄検査を施行したが，異常所見は認められなかった．しかし，詳細に問診を行うと南九州出身であることが判明し，抗HTLV-1抗体を測定すると陽性であった．よって，HTLV-1キャリアに発症したPCPと診断した．さらに，PCP治療の開始後，後頸部に皮疹が出現し，皮膚生検を行ったところCD3陽性・CD4陽性・CD8陰性の大型異型リンパ球浸潤を認め，成人T細胞リンパ腫（adult T-cell lymphoma：ATL）と診断した．最終的に，本症例はPCP発症を契機としてHTLV-1キャリアが判明し，経過中にATLを発症した一例であった．

ATLは，九州・沖縄地方を主とする西南日本に多発するT細胞性腫瘍であり，HTLV-1の感染を背景に成立する．HTLV-1キャリアは西南日本沿岸部を中心に110万人程度存在し，キャリアからATLの発症率は年間1,000人対0.6〜0.7人とされている[2]．ATLの頻度として，診断された全悪性リンパ腫のうちの割合は，本州では5.5％なのに対して九州地方では36.8％にも上るという報告があり[3]，地域によっては決して稀な疾患ではない．本症例のように，原因不明の日和見感染症に遭遇した場合は，背景の基礎疾患としてHTLV-1キャリアやATLを疑い，居住歴に関する詳細な病歴聴取や抗HTLV-1抗体の提出を検討すべきであろう．

### 文献

1) Tasaka S, et al：Comparison of clinical and radiological features of pneumocystis pneumonia between malignancy cases and acquired immunodeficiency syndrome cases: a multicenter study. Intern Med, 49：273-281, 2010（PMID：20154431）
2) 成人T細胞白血病・リンパ腫．「造血器腫瘍診療ガイドライン2018年版補訂版」（日本血液学会／編），pp273-278，金原出版，2020
3) Chihara D, et al：Differences in incidence and trends of haematological malignancies in Japan and the United States. Br J Haematol, 164：536-545, 2014（PMID：24245986）

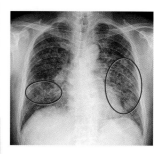

**図1　胸部単純X線写真**
両肺びまん性にすりガラス影を認めるが，濃淡にはムラがあり，一部濃くなって網状に見える箇所もある（◯）．

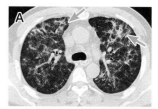

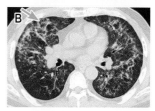

**図2　胸部CT**
両肺びまん性に拡がるすりガラス影が特徴的であり，PCPとして矛盾しない画像だが，気管支血管束に沿った浸潤影を一部認める（➡）．このような画像パターンをとるPCPでは，基礎疾患として血液疾患・悪性腫瘍の可能性を念頭に置く必要がある．

本コーナーはオンラインでもご覧いただけます：www.yodosha.co.jp/rnote/gazou_qa/index.html

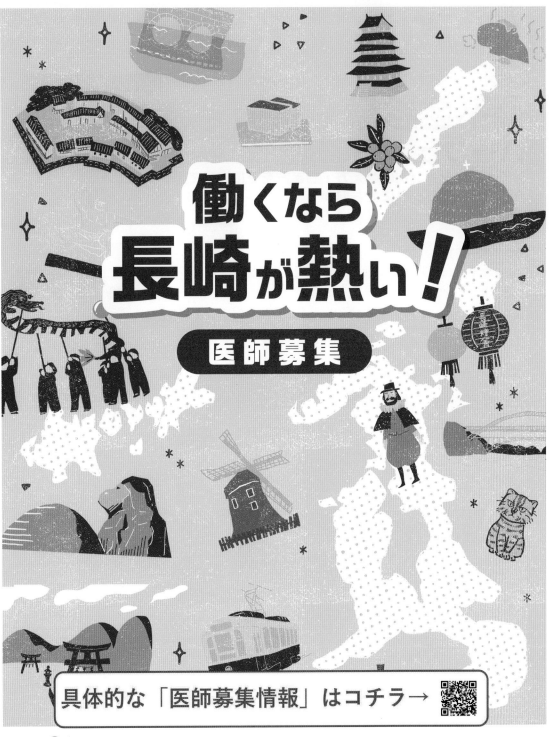

働くなら長崎が熱い！

医師募集

具体的な「医師募集情報」はコチラ→

 ながさき地域医療人材支援センター
URL：https://ncmsc.jp/　MAIL：info@ncmsc.jp

長崎大学病院 地域医療支援センター内
〒852-8501　長崎市坂本1丁目7番1号
TEL：095-819-7346　FAX：095-819-7379

# レジデントノート増刊

## 1つのテーマをより広くより深く

□ 年6冊発行　□ B5判

レジデントノート Vol.23 No.11　増刊（2021年10月発行）

# 心不全診療
## パーフェクト

シチュエーション別の考え方・動き方を身につけて
心不全パンデミックに立ち向かう

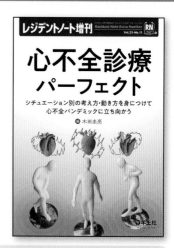

**編集／木田圭亮**

□ 定価 5,170円(本体 4,700円+税10%)　□ B5判　□ 231頁
□ ISBN 978-4-7581-1669-5

● 心不全診療における状況別の考え方・動き方を徹底解説

● どのタイミングで何をすべきかがわかり，先を見越した診療ができるようになる！

● 新しい治療薬やCOVID-19など「いま知りたい」トピックスも満載

## 本書の内容

### 第1章　救急外来での心不全
急性心不全のファーストタッチからセカンドタッチまでに考えること，やるべきこと/急性心不全の心エコーで考えること，やるべきこと　他、2項目

### 第2章　集中治療室：ICU・CCUでの心不全
ICU・CCU入室から48時間以内に考えること，やるべきこと/ICU・CCUでの合併症，次の一手で考えること，やるべきこと/急性期のリハビリテーションと栄養で考えること，やるべきこと

### 第3章　一般病棟での心不全
初回の心不全入院で考えること，やるべきこと/心不全入院をくり返している場合に考えること，やるべきこと/心不全患者の退院時サマリーで書くべきこと/心不全の緩和ケアについて考えること，やるべきこと

### 第4章　外来での心不全
退院後の外来で考えること，やるべきこと/心不全疑いの初診外来で考えること，やるべきこと

### 第5章　心不全のその他のトピックス
心エコーレポートでチェックすべきポイント/心不全と心臓MRIで知っておくべきポイント/EFの保たれた心不全(HFpEF)で知っておくべきポイント/薬剤性心筋症で知っておくべきポイント/不整脈と心不全で知っておくべきポイント　他、4項目

## 次号 2021年11月発行予定

### 腎疾患の診察・検査　できてますか？
〜診断精度からポイント・落とし穴・本音・限界まで現場で活躍中の指導医たちがやさしく語る！　編／谷澤雅彦

**発行　羊土社 YODOSHA**　〒101-0052　東京都千代田区神田小川町2-5-1　TEL 03(5282)1211　FAX 03(5282)1212
E-mail：eigyo@yodosha.co.jp
URL：www.yodosha.co.jp/
ご注文は最寄りの書店，または小社営業部まで

# トキシックショック症候群（TSS）

# 医療従事者向けガイドのご案内

生理処理用タンポン（タンポンは一般医療機器です）の使用中にみられるTSSについてタンポンとの関係をご案内いたします。

詳細な内容に関しては、
下記URLのホームページからご参照下さい。

https://bit.ly/3DOjAnr

トキシックショック症候群はまれな疾患ですが
## 致死的な状態を引き起こす
全身性の細菌中毒です。

ご意見・お問合せ
**一般社団法人日本衛生材料工業連合会（生理処理用品部会・タンポン分科会）**
〒105-0013　東京都港区浜松町2-8-14　浜松町TSビル9F

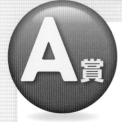
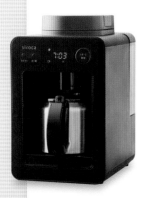

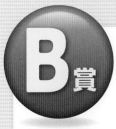
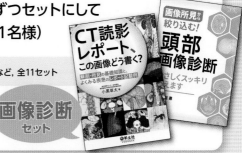

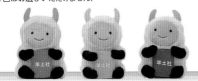
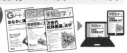

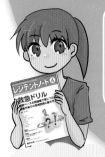

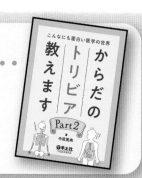

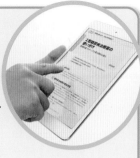
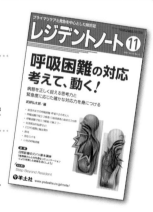
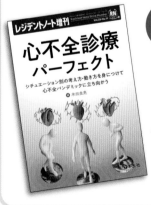

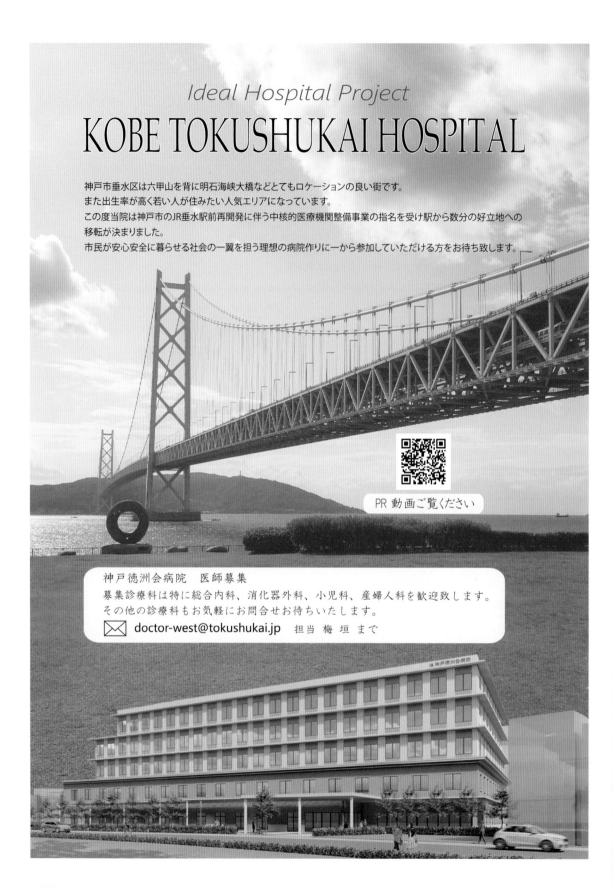

Ideal Hospital Project
# KOBE TOKUSHUKAI HOSPITAL

神戸市垂水区は六甲山を背に明石海峡大橋などとてもロケーションの良い街です。
また出生率が高く若い人が住みたい人気エリアになっています。
この度当院は神戸市のJR垂水駅前再開発に伴う中核的医療機関整備事業の指名を受け駅から数分の好立地への
移転が決まりました。
市民が安心安全に暮らせる社会の一翼を担う理想の病院作りに一から参加していただける方をお待ち致します。

PR 動画ご覧ください

神戸徳洲会病院　医師募集
募集診療科は特に総合内科、消化器外科、小児科、産婦人科を歓迎致します。
その他の診療科もお気軽にお問合せお待ちいたします。
✉ doctor-west@tokushukai.jp　担当 梅垣 まで

# 呼吸困難の対応
# 考えて、動く!

病態を正しく捉える思考力と
緊急度に応じた確かな対応力を身につける

# 特集にあたって
## "呼吸困難" って何だろう："考えて，動く" ために知っておくべきこと

武部弘太郎

「*鼻が詰まったりすると　解るんだ　今まで呼吸をしていた事*」

　これは，私が好きなロックバンド BUMP OF CHICKEN の『supernova』という曲に出てくる歌詞です．普段私たちが無意識に行っている呼吸．それは当たり前すぎる存在でありながら，生命維持にとって必要不可欠な存在でもあります．そんな呼吸も，鼻が詰まることでヒトは不快感を感じ，改めてその大切な存在に気づくのです．…と勝手に歌詞を解釈してみましたが，ここで登場した鼻が詰まることで感じる「不快感」，これこそが今回のテーマである「呼吸困難」です．

　では，なぜヒトは鼻が詰まると呼吸困難を感じるのでしょうか．引き続き勝手に紐解いてみたいと思います．

## 1　呼吸調節のメカニズム

　呼吸は，脳幹部（主に延髄）にある呼吸中枢が，末梢の受容器である機械受容器や化学受容器と連動することで調節されます．気道の刺激や肺の伸展，さらには呼吸筋や胸郭の動きを機械受容器が感じとって，呼吸中枢へ情報を伝え，呼吸中枢から呼吸筋に命令を出すことで呼吸運動が生まれます．化学受容器は中枢と末梢の2つに分類され，呼吸中枢に存在する中枢化学受容器は主に $PaCO_2$ の上昇や pH の低下によって刺激され，末梢化学受容器である頸動脈体（総頸動脈分岐部に存在）と大動脈体（大動脈弓に存在）は主に $PaO_2$ の低下によって刺激され，呼吸を調節しています．

## 2　呼吸困難のメカニズム

　呼吸調節のバランスが崩れた（中枢と末梢の間でミスマッチが生じた）とき，呼吸中枢だけでなく大脳皮質にも情報が伝わり，ヒトは不快を感じます．その不快感こそが呼吸困

難です．呼吸困難は主観的な症状でありながら，呼吸の恒常性に異常が生じた場合に引き起こされる症状であり，身体が発する危険信号でもあります．また，「呼吸困難」≠「呼吸不全」であり，過換気症候群に限らずたとえ$SpO_2$が100％であっても「呼吸困難」は存在します．呼吸困難を訴えている患者さんに「$SpO_2$が100％だから大丈夫！」と説明しても，呼吸困難が解決するわけではありません．

## 3 「鼻が詰まって呼吸困難」はなぜ起こる？

ではなぜヒトは鼻が詰まると呼吸困難を感じるのでしょうか．紐解いてみましょう．

呼吸の際にはまず呼吸中枢から息を吸うように指令が出ます．次に指令を受けて末梢の胸郭や呼吸筋が動くのですが，鼻が詰まっていると平常時よりも呼吸運動の負荷が増します．この負荷の増加量が平常時と比較して10～20％を超える（ミスマッチが生じる）と脳が検知し，呼吸困難を感じます．そこでのミスマッチの程度や代償の範囲によって呼吸困難を感じる程度も変わります．

## 4 呼吸障害を別の視点でとらえる

「呼吸困難」の原因を考えるときに，「呼吸機能のどこが障害されているのか」をとらえることで病態把握や鑑別診断につながることがあります．ここではSchwartzsteinとLewisが提唱する呼吸困難へのアプローチ方法を紹介します．呼吸機能を中枢からの**指令・換気・ガス交換**の3部門に分け，それぞれが障害されたときの症状や疾患例をまとめています（表）[1]．前述した呼吸調節のメカニズムと合わせて考えると，より理解が深まります．

表 ● SchwartzsteinとLewisが提唱する呼吸困難へのアプローチ方法

| 部門 | 障害のメカニズム | 症状 | 疾患例 |
|---|---|---|---|
| 指令 | 指令の誤作動により，呼吸数や呼吸の深さに異常が生じる．多くの場合，呼吸調節システムのほかの部分から脳への異常なフィードバックに関連している． | ・空気の飢餓感（air hunger）<br>・呼吸需要の増加 | 代謝性アシドーシス，行動／精神的要素，など |
| 換気 | 筋，指令側に信号を送る神経，胸壁，胸膜で構成され，胸腔内の陰圧をつくり出し，気道と肺胞で大気からの流入とガス交換を行う．構成要素のどれかが障害されることで換気能が低下する． | ・呼吸仕事量の増加<br>・1回換気量の低下 | 神経筋障害，胸壁コンプライアンス低下，気胸，胸水／血胸，COPD，気管支喘息，気道閉塞，アナフィラキシー，血管性浮腫，呼吸筋疲労，など |
| ガス交換 | 酸素と二酸化炭素が肺胞内の肺毛細血管を介して交換される．炎症細胞によって膜が破壊されたり，液体によってガスと毛細血管の界面が遮断されたりすると，ガス交換が制限される． | ・呼吸数の増加<br>・低酸素血症<br>・慢性的な過呼吸 | 肺炎／間質性肺炎，肺水腫，COPD，肺胞出血，肺塞栓症，肺高血圧症，貧血，心拍出量の減少，換気血流比の不一致，など |

文献1を参考に作成．

## 5 考えて，動く！

　ここまでメカニズムを中心に解説してきましたが，ここでは私が呼吸困難診療で大切にしている「考える」と「動く」を紹介します．

　1つ目は「考える」です．「呼吸のメカニズムのなかで何が問題なのか」，「どういった病態・疾患に結びつくのか」，などを考えて診療することが大切で，その後の鑑別や検査，さらには診断や治療に結びつきます．マニュアル本に沿って診断を当てはめるだけでなく，呼吸生理や病態を考える習慣をもつことで，より理解が深まります．

　2つ目は「動く」です．ときに緊急性が高く，迅速な対応が求められる呼吸困難診療において，ABC（Airway・Breathing・Circulation）が不安定なら，まずは安定化のために「動く」必要があります．病態や疾患を想起しながら，診断がつく前に処置や治療を開始しないといけない場面も出てきます．酸素投与や薬剤使用に加えて，重症例では気管挿管や人工呼吸管理が必要になることもあり，手技の習得や向上も呼吸困難診療には必要になります．

　「考える」と「動く」という異なる作業を，ときに同時進行で進めないといけない呼吸困難診療は，決して容易ではありません．しかし，患者が発する「呼吸困難」という危険信号の原因を考え，紐解き，それを治療していくなかで，知識を修得し経験を積み重ねることができます．最初は難しく感じることも多いかもしれませんが，「考える」・「動く」を続けることで必ず成長できます．

## 6 研修医の先生たちに感謝！

　今回の特集では，【総論】で診断に結びつくような呼吸困難診療のアプローチについて解説し，【各論】で疾患・病態別のより具体的なアプローチや治療方法，さらには小児診療についても解説します．さまざまな症例を通して「考える」ことを意識してもらいながら，実際の臨床場面ですぐに「動く」ことができるように具体的な対応方法や治療薬も提示しています．

　日本の救急診療は，研修医の先生たちの頑張りで成り立っている面があり，今後もそれは続きます．また，救急診療は学びが多い一方で，ストレスを感じることも多いと思います．そんな救急診療の最前線で日々頑張ってくれている研修医の先生たちに，救急医の1人として感謝の意を表するとともに，本特集が少しでも診療や成長のお役に立てれば幸いです．

### ■ 文 献

1）DeVos E & Jacobson L：Approach to Adult Patients with Acute Dyspnea. Emerg Med Clin North Am, 34：129-149, 2016（PMID：26614245）
2）Burki NK & Lee LY：Mechanisms of dyspnea. Chest, 138：1196-1201, 2010（PMID：21051395）

**Profile**

| 武部弘太郎（Kotaro Takebe）

京都府立医科大学 救急医療学教室 / 京都府立医科大学附属北部医療センター 救急科
救急医療の魅力を若い世代の先生たちに伝えながら，一緒に勉強させてもらっています．もっと救急医療のことを知りたい・学びたいという方は，私も関わっているEM Alliance（若手救急医の集まりで，HP・ML・SNSで情報発信）にアクセスしてみてください．

---

## Book Information

# Dr.竜馬のやさしくわかる
# 集中治療　循環・呼吸編　改訂版

発行 ●羊土社

内科疾患の重症化対応に自信がつく！

田中竜馬／著

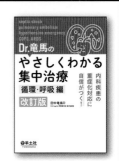

- 集中治療の基本がよくわかる好評書が，ここ4年のエビデンスを加えパワーアップ！
- よくみる内科疾患が重症化した時の考え方を病態生理に基づいて解説．

☐ 定価4,400円（本体4,000円+税10%）　☐ A5判　☐ 408頁　☐ ISBN 978-4-7581-1883-5

【総論】

# 救急外来での呼吸困難・呼吸不全の考え方

瑞慶覧聡太

①ABCアプローチを意識して緊急度を評価する

②呼吸困難と呼吸不全の定義を理解して鑑別疾患を考える

③Ⅰ型呼吸不全とⅡ型呼吸不全の違いを理解し，治療方針を決める

## 1 呼吸困難とは

　呼吸困難とは何らかの原因により呼吸を不快に感じる状態であり，中枢の呼吸運動活動と，末梢受容体（気道，肺，胸壁構造など）からの求心性情報のミスマッチで生じることはご理解いただけたと思います[1]（p.1914「特集にあたって」参照）．呼吸困難の多くは呼吸器疾患や循環器疾患に伴いますが，なかには貧血や胃食道逆流症，神経筋疾患，パニック障害，過換気症候群に伴って呼吸困難を訴える患者さんもいます．

### ● 呼吸困難への対応

　まず最も大事なポイントは緊急度の評価です．緊急度の評価ではABCアプローチとバイタルサインの解釈が重要です．みなさんもご存知のとおり，救急診療においてABC（Airway, Breathing, Circulation）アプローチが非常に重要であり，ABCどれかに異常がある患者さんの多くは呼吸困難を訴えます．そしてABCに異常がある場合，必ず緊急度が上がりますのでトリアージをするうえでもバイタルサインとABCの評価は非常に重要になってきます[2]．

### ❶ 呼吸困難へのファーストタッチ

　診察は救急車搬送であれ，walk inであれ，患者さんが救急室に入ってくるところから始まっています．まずはABCアプローチのA（Airway）の確認で患者さんの息づかいや呼吸

の姿勢，発語が可能かどうか，可能な場合も一文で言えるのか単語区切りなのか，を評価します．次にB（Breathing）で呼吸数や胸郭の動き，呼吸補助筋の使用の有無を確認し，呼吸様式が努力様かを評価します．C（Circulation）では橈骨動脈の触知や皮膚の色調，冷感を迅速に把握します．ABC評価で異常を認めれば直ちに治療を開始します．ABCの安定化と同時並行で❷に示す鑑別アプローチに沿って確定診断を下し，現疾患の治療にあたります．

## ❷ 呼吸困難の鑑別アプローチ

まずは呼吸困難の発症様式を突然・急性・慢性に分けて考えたうえで，上述したABCを意識して気道疾患・肺疾患・心疾患・その他に分けて臓器別に鑑別を行いましょう（表1）．発症様式や随伴症状を意識した病歴聴取，年齢・性別・既往歴・生活習慣などの患者背景，さらには身体所見をあわせて鑑別を進めます．その後，各種検査（血液検査，動脈血液ガス分析，胸部X線，心電図，超音波検査，CT）を行い，診断を確定/除外します．

慢性の呼吸困難の場合は1回の救急外来では確定診断までたどり着くことは難しいことも多いですが，外来での精査加療が可能な場合が多いためフォロー外来を予約することや各科へ紹介することも重要です．もちろん全身状態が悪い場合や呼吸困難の症状が強い場合は入院での精査も検討しましょう．

 ここがポイント

**呼吸困難の発症様式を突然・急性・慢性に分けて考える！**

**表1** 呼吸困難の鑑別：ABCと発症様式を意識したアプローチ

|  | 突然発症 | 急性発症 | 慢性発症 |
|---|---|---|---|
| 気道疾患（Airway） | 気道異物<br>アナフィラキシー | 気管支喘息発作<br>急性喉頭蓋炎<br>深頸部膿瘍 | 腫瘍による気道狭窄<br>アレルギー性鼻炎 |
| 肺疾患（Breathing） | 気胸，肺塞栓 | 肺炎，胸膜炎<br>COPD急性増悪<br>胸水貯留，膿胸 | COPD，間質性肺炎<br>肺結核，肺膿瘍<br>胸水貯留，肺がん |
| 心疾患（Circulation） | 急性冠症候群 | 急性心不全<br>心タンポナーデ<br>不整脈 | 慢性心不全<br>肺高血圧 |
| その他 |  | パニック障害<br>過換気症候群 | 貧血，神経筋疾患<br>GERD，サルコペニア<br>悪性腫瘍 |

COPD：chronic obstructive pulmonary disease（慢性閉塞性肺疾患），
GERD：gastroesophageal reflux disease（胃食道逆流症）

## 2 呼吸不全とは

　呼吸不全とは呼吸機能障害のために正常な機能を営むことができない状態とされ，室内気吸入時の動脈血酸素分圧（$PaO_2$）が 60 Torr 以下やそれに相当する状態とされています．そのなかでも動脈血二酸化炭素分圧（$PaCO_2$）が 45 Torr 以下のものを I 型呼吸不全，$PaCO_2$ が 45 Torr を超えるものを II 型呼吸不全と定義されています（表2）[3]．

### 1）呼吸不全のメカニズム

　ここで「特集にあたって」（p.1914）で解説した呼吸困難へのアプローチについての話を思い出してください．呼吸の指令を行う**指令系**（中枢神経），呼吸のための運動を行う**換気系**（末梢神経，呼吸筋，胸壁，気道），酸素と二酸化炭素の交換を担う**ガス交換系**（肺実質，肺血管）の3つのカテゴリーがありましたね[4]．この3つのカテゴリーのうちどれか1つでも障害されると呼吸不全をきたします．救急外来で出合う呼吸不全の多くはガス交換系の障害に伴うものですが，**肺が悪くなくても呼吸不全になることがあるので注意してください**（表2）．

### ❶ I 型呼吸不全のメカニズム（図1）

　I 型呼吸不全とは $PaO_2$ が 60 Torr 以下やそれに相当する状態で $PaCO_2$ が 45 Torr 以下のものでしたね．すなわち低 $O_2$ 血症と考えることができ，その原因は主に次の3つがあります．**拡散能低下，シャント，換気血流不均等**（$\dot{V}/\dot{Q}$ ミスマッチ）です[5]．

　**拡散能低下**では肺胞と血管の間にある間質が厚くなるために酸素の取り込みに時間がかかります（図1B）．拡散能低下の代表的な疾患に間質性肺炎などがありますが，安静時の $SpO_2$ は正常な場合も多いのでモニターをつけたままその場で足踏みや歩行をしてもらい $SpO_2$ が低下しないか確認することも重要です．

　**シャント**（右左）は肺胞浸潤があるため血管に酸素が届かず，ガス交換しないまま血流が肺胞を通り過ぎてしまうために低酸素をきたす病態で（図1C），代表的な疾患に急性呼吸促迫症候群（acute respiratory distress syndrome：ARDS）があります．酸素投与を行っても $SpO_2$ が改善しない点が特徴にあります．

　**換気血流不均等**（$\dot{V}/\dot{Q}$ ミスマッチ）は肺胞に空気が出入りする量とその肺胞近くの血流量が釣り合っていないために生じ，多くの肺疾患がこの $\dot{V}/\dot{Q}$ ミスマッチをきたします（図1D）．正常な肺胞では空気量と血流量のバランスが整っているため効率よくガス交換が

**表2　呼吸不全とは：呼吸不全は I 型と II 型に分けて考える！**

| 呼吸不全 | $PaO_2 \leqq 60$ Torr（室内気） | $SpO_2 \leqq 90\%$（室内気） |
|---|---|---|
| I 型呼吸不全 | $PaCO_2 \leqq 45$ Torr | 血液ガス分析で評価 |
| II 型呼吸不全 | $PaCO_2 > 45$ Torr | 血液ガス分析で評価 |

できますが（**図1A**），ミスマッチが生じている肺胞では単位時間当たりの換気（$\dot{V}$）と単位時間当たりの血流（$\dot{Q}$）が不均等に分布するためにガス交換がうまくいかず低$O_2$血症をきたします．

## ❷ Ⅱ型呼吸不全のメカニズム（図2）

　Ⅱ型呼吸不全とは呼吸不全のうち$PaCO_2$が45 Torrを超えるものでしたね．すなわち低$O_2$血症と高$CO_2$血症が混在しているということになりますが，ここでⅡ型呼吸不全のメカニズムを理解するうえで大事なポイントとして，**$O_2$や$CO_2$はそれぞれが濃度の高い方からより濃度の低い方へ拡散しやすい性質がある**という点を覚えておいてください．正常な換気ができている肺胞では肺胞内$O_2$濃度は血管内$O_2$濃度よりも高く，血管内$CO_2$濃度

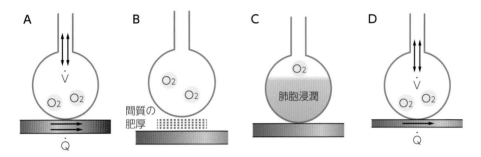

**図1** **Ⅰ型呼吸不全のメカニズム**
A）正常な肺胞：肺胞の中の空気と血管の距離が近く，$\dot{V}/\dot{Q}$ミスマッチもない．
B）拡散能低下：間質の線維化により厚みが増し，血流への$O_2$拡散が低下する．
C）シャント：肺胞浸潤があるために$O_2$が血流まで到達できない．
D）$\dot{V}/\dot{Q}$ミスマッチ：空気量（$\dot{V}$）と血流量（$\dot{Q}$）が釣り合っていない．

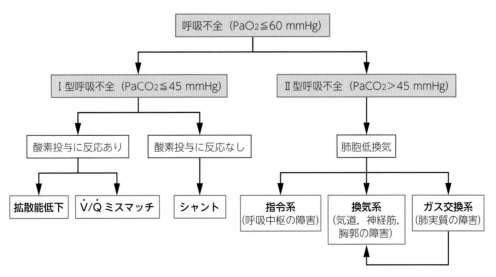

**図2** **呼吸不全の分類と病態生理**
文献6を参考に作成．

は肺胞内$CO_2$濃度より高いため，$O_2$は肺胞内から血管内へ拡散し，$CO_2$は血管内から肺胞内へ拡散します．少し話がややこしくなりましたが，換気によって肺胞内の空気の出し入れがうまくいっていれば$CO_2$が溜まることはなく，空気の出し入れがうまくいかずに肺胞内の$CO_2$濃度が上昇していれば，血液からの$CO_2$拡散能が低下するため$PaCO_2$は上昇しⅡ型呼吸不全をきたすというわけです．つまりⅡ型呼吸不全ではガス交換系の異常というよりも，呼吸を司る**指令系**（中枢神経）と呼吸のための運動を行う**換気系**（末梢神経，呼吸筋，胸壁，気道）の異常がより関与していることがいえます．そしてこの指令系と換気系の異常の場合は**肺胞が低換気の状態**になっているため，単なる酸素投与のみで呼吸状態の改善が見込めず，NIV（non-invasive ventilation：非侵襲的換気）や気管挿管下での人工呼吸管理などを検討する必要があります．肺胞低換気の状態がある場合は治療方針に大きく影響してくるため，Ⅱ型呼吸不全を迅速に察知することが臨床上非常に重要になってきます．

## 2) 呼吸不全への対応

呼吸不全へのファーストタッチも基本的には前述した呼吸困難の対応と同様ですので，少し曖昧だな？と思う方は前項（**1**呼吸困難とは）を確認してください．くどいかもしれませんが，呼吸不全という状態が呼吸困難を呈しますので，呼吸困難を主訴に救急受診した患者さんに対していかに迅速に呼吸不全の有無を認知し，ABCの異常があれば直ちに治療を開始できるかが鍵になります．

### ❶ 呼吸不全を呈する患者さんに対しての酸素療法及び呼吸補助療法の選択

基本的にⅠ型呼吸不全の患者さんに対しては酸素投与が主になります．ただし酸素投与のみで改善しない低$O_2$血症の場合は，呼吸筋の疲労をきたし肺胞低換気の状態に至るおそれもあります．このような場合にはⅡ型呼吸不全に準じた気管挿管を伴う人工呼吸管理やNIVなどの選択が必要になってきます．ここで注意してほしいことは**気管挿管の適応と人工呼吸の適応をイコールで考えない**ことです．気管挿管は気道を保護するために行う処置であり，人工呼吸は生命の危険が及ぶようなガス交換異常がある場合や呼吸筋疲労がある場合に行う処置です．つまり気道を保護する必要がなければNIVでよいということになりますね．上気道閉塞や喀痰自己排出ができない場合などは気道を守るために気管挿管が必要になってきます．

 **ここがピットフォール：不要な酸素はデメリットが多いので注意！**

$SpO_2$ 93％以上の患者さんへの酸素投与開始や酸素投与によって$SpO_2$ 97％以上を持続している場合は，酸素毒性や吸収性無気肺の助長，$SpO_2$モニターとしての感度低下により院内死亡率が上昇するという報告もあるので不要になったらすぐに酸素は漸減しましょう！[7]

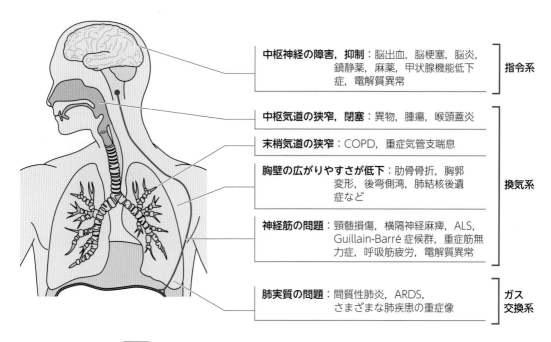

**図3** II型呼吸不全の鑑別アプローチ

ALS：amyotrophic lateral sclerosis（筋萎縮性側索硬化症），
ARDS：acute respiratory distress syndrome（急性呼吸促迫症候群）

**❷ II型呼吸不全の鑑別アプローチ**（図3）

　ここでの鑑別アプローチにおいては呼吸器系メカニズムの側面からみた解剖学的視点で考えた方法をご紹介します．もちろん前項（**1** 呼吸困難とは）に記した呼吸困難の鑑別アプローチをそのまま延長しつつ組合わせて考えていただいても構いません．

　II型呼吸不全の原疾患がわからない場合は指令系・換気系・ガス交換系のカテゴリから解剖学的に順序よく考えていくことで網羅的に鑑別することも可能になります．また，肺実質の問題においてI型呼吸不全を呈する肺疾患が重症化した場合は，呼吸器の疲労から肺胞低換気状態（換気系の異常）に陥りII型呼吸不全に移行することもあるので注意が必要です．

## ■ おわりに

　ここまで呼吸困難・呼吸不全に対して定義を確認しながら鑑別方法や対応を述べてきました．鑑別疾患のなかには一刻を争う疾患も含まれているため，緊急度を評価するためのABCアプローチとバイタルサインの解釈が何よりも重要です．そして緊急度の評価は初療室や診察室に入ってくる時の患者さんの観察から始まっていますので丁寧に一例ずつ経験していきましょう．少しでも不安に思ったら一人だけで考えるのではなく，すぐに上級医に報告し，看護師とチームになって患者対応にあたりましょう．

## ■ 文　献

1）American Thoracic Society：Dyspnea. Mechanisms, assessment, and management：a consensus statement. American Thoracic Society. Am J Respir Crit Care Med, 159：321-340, 1999（PMID：9872857）

2）特集 バイタル・ABC評価をトリアージでも使いこなす！（吉川力丸／編）．レジデントノート，21：462-536，2019

3）横山哲朗，他：厚生省特定疾患「呼吸不全」調査研究班 昭和56年度研究業績．1982

4）DeVos E & Jacobson L：Approach to Adult Patients with Acute Dyspnea. Emerg Med Clin North Am, 34：129-149, 2016（PMID：26614245）

5）一和多俊男：呼吸不全の病態生理．日本呼吸ケア・リハビリテーション学会誌，26：158-162，2016

6）金沢 実：呼吸不全の診断と病態 肺機能からみた病態生理．日本内科学会誌，88：11-17，1999

7）Siemieniuk RAC, et al：Oxygen therapy for acutely ill medical patients：a clinical practice guideline. BMJ, 363：k4169, 2018（PMID：30355567）

### Profile

**瑞慶覧聡太**（Sota Zukeran）

京都府立医科大学附属北部医療センター 総合診療科
自治医科大学卒業後，沖縄県立中部病院にて初期研修修了．その後は京都府丹後地域で病院総合診療医兼家庭医として従事．在宅訪問診療から急性期の入院管理まで一貫して患者さんを診療できることにやり甲斐を感じています．

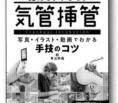

# Column ❶

# その$CO_2$ナルコーシス，実は医原性？

$CO_2$ナルコーシスとは，"高$CO_2$血症により高度な呼吸性アシドーシスとなって，中枢神経系の異常（意識障害）を呈する病態"とされ，自発呼吸の減弱を伴うこともあります．単なる高$CO_2$血症とは区別して考える必要があり，非常に危険な病態です．典型的な例は，COPDで慢性的な高$CO_2$血症の患者さんがCOPD増悪で救急受診した際に高濃度酸素が投与され，$CO_2$ナルコーシスを生じてさらに状態が悪化するようなケースです．ここで，**呼吸状態が悪い患者さんに酸素投与をすると状態が悪化する**ということに疑問を感じませんか？ なぜそのようなことが起こるのでしょうか？「特集にあたって」（p.1914）で説明した呼吸調節のメカニズムを思い出しながら解説していきます．

ヒトの呼吸は，呼吸中枢にある化学受容器が$PaCO_2$の上昇で刺激されたり，末梢の化学受容器（頸動脈体と動脈弓体）が$PaO_2$の低下で刺激されることで，調整されるのでしたね．慢性の高$CO_2$血症の場合は，呼吸中枢の化学受容器が$PaCO_2$の高い状態に慣れてしまい，$PaO_2$の低下によってのみ呼吸が刺激される状態になってしまっています．そんな状況で高濃度酸素を投与すると$PaO_2$が上昇し，呼吸への刺激がなくなってしまい，$CO_2$がさらに貯留し，高度な呼吸性アシドーシス・意識障害へとつながります．これが$CO_2$ナルコーシスの機序です．

では，どのように酸素投与を開始すればよいのでしょうか？ 呼吸困難・呼吸不全の患者さんへの酸素投与は治療の基本であり，躊躇する必要はありませんが，その際には注意が必要です．**$CO_2$ナルコーシスを予防するために表に示す点を意識し，安易な酸素投与で医原性の$CO_2$ナルコーシスとさせないことが大切**です．入院時には$CO_2$の貯留がなかった患者さんでも，呼吸器疾患の増悪や呼吸筋疲労によって，あるいはせん妄などに対する薬剤使用で呼吸が抑制されて$CO_2$が貯留することがあり，注意が必要です．毎日の観察・診察やモニタリングも重要で，「いつもより活気がない」「いつもより呼吸が浅い」，など気になるようなことがあれば，血液ガス分析で確認し，早期発見で急変を予防しましょう．

コラム①では$CO_2$ナルコーシスについて解説しましたが，血液ガス分析以外の方法で$CO_2$貯留がわかればよいのになぁ，と思った方もいらっしゃるかと思います．コラム②（p.1935）では，NaとClから$PaCO_2$がわかるかどうかについて考察してみます．

（武部弘太郎）

**表 ● $CO_2$ナルコーシスの予防で注意すべきこと**

- Ⅱ型呼吸不全患者に対する安易な高濃度酸素投与を控える
- $SpO_2 > 97$％では積極的に酸素量を減らす：$SpO_2$ 90％を許容
- 呼吸抑制につながる薬剤は使用しない：せん妄の薬剤使用などは特に注意
- 早期発見の鍵は「意識障害」「呼吸減弱」「アシドーシス」
- 高リスク患者は血液ガス分析で$CO_2$貯留のこまめな確認を

【総論】

# 呼吸困難で役立つ検査
# ①血液検査と血液ガス分析

仁平敬士

① 静脈血液ガス分析でわかることを知ろう

② 血液ガス分析では Simplified Stewart Approach をやってみよう

③ 心不全や肺塞栓が隠れていないか確認しよう

## はじめに

　呼吸困難で救急外来にやってくる患者さんは多いですが，集中治療室に入るような重症患者から，歩いて帰れるような軽症患者まで，本当にさまざまです．では，呼吸困難の患者さんに出合ったら，どんな検査をするのがよいのでしょうか？ とりあえず採血となってしまいがちですが，それで一体何がわかるのでしょうか？ 上級医にいわれた通りにやっているあなた，大正解！ しかし，いつも上の先生がいるわけではありません．今回は「もし自分ひとりだったら」の気持ちで，どの血液検査で何がわかるのかを確認していきましょう．

## 1 血液ガス分析

　呼吸困難の対応で血液ガス分析はとても重要です．少なくとも血液検査をしようと思う患者さんで血液ガス分析はやっておいて損はありませんし，それで怒られることもまずないと思って大丈夫です（医療経済・費用対効果の話は除いて）．簡便ですぐに結果が出る検査ですが，結果の理解も簡単だと思ったら大間違いです．これでしかわからない情報が盛りだくさんの，なんとも奥深い検査なので，是非ともその見かたを習得しましょう．

> ### 症例
>
> 　80歳男性.
>
> **主訴**：呼吸苦.
>
> **現病歴**：もともと慢性閉塞性肺疾患（COPD）が指摘され，在宅酸素療法が行われている．普段は安静時95％（2L鼻カニューレ）で過ごしていると述べる．2時間ほど前に急に息苦しさを自覚し，救急外来を受診した.
>
> **来院時現症**：JCS 0，血圧145/80 mmHg，心拍数100回/分，$SpO_2$ 90％（2L鼻カニューレ），呼吸数28回/分，体温36.3℃.
>
> 　頸静脈怒張ははっきりしない．呼吸補助筋の使用あり.
>
> 　呼吸音 清 左右差なし，心音 整 雑音なし，四肢 浮腫なし.
>
> **血液ガス分析（動脈）**：pH 7.35，$PaO_2$ 58 mmHg，$PaCO_2$ 62 mmHg，$HCO_3^-$ 36，SBE 10，LAC 2 mmol/L.
>
> 　さて，今後の検査は何をすべきだろうか？ そして，この血液ガス分析の結果はどう判断すべきだろうか？

## 1）静脈血で血液ガス分析を出したら上級医に怒られる？

　看護師さんから「先生，ルート採血と一緒に血ガス出しますか？」と聞かれ，「一応取っておいてくださ～い」と言って上級医に怒られた経験はありませんか？ 動脈血じゃないと信頼性が低い，というのが多い理由で，泣く泣く採血をしなおすまでが一連の流れです.しかし，動脈の採血は痛い（自分で受けたことがないので正確には「痛そう」）のです．橈骨動脈はうまく刺さらなくて内出血で腫らし，鼠径部は深くてうまく刺せず，刺さったと思ったら大腿静脈なんてこともよくある話です．では，静脈血の血液ガス分析は本当に信頼できないのでしょうか？

　結論からいえば，pH・$HCO_3^-$は静脈血から動脈血の値を十分推測できます．pHは静脈血の方が0.03ほど低く，$HCO_3^-$は1 mmol/Lほど低いと報告されているためですね[1]．一方で$PO_2$，$PCO_2$，乳酸値については報告ごとの差が大きいなどで，正確な数値を把握するうえでは信頼性に欠けますが，"基本的に"$PCO_2$と乳酸は静脈血の方が高いため，動脈血の値が「それより低いであろう」ことの確認はできます.

　したがって，おおよその把握ができれば十分な場合においては静脈血で十分代用可能ですが，$PO_2$・$PCO_2$・乳酸値の正確な値の把握が必要なほど状態が悪い患者さんでは，やはり動脈血での分析が必要ということになります.

## 2）その高$CO_2$血症，慢性？ 急性？

　呼吸困難で受診する患者さんのなかには，慢性閉塞性肺疾患（COPD）や間質性肺炎などの慢性的な肺疾患をもつ方がいて，既往がわからないまま対応しないといけない場合もあります．アシデミアとともに高$CO_2$血症を認めれば急性，というのであればわかりやすいですが，残念ながらそう簡単な話ではありません．そう，代謝性の要素が絡んでくるか

らですね．そこで呼吸性代償の式を利用すると，$CO_2$の貯留が慢性か急性かどうかを判断することができます[2]．おそらくこれが一般的な方法で，皆さんも聞いたことがあるかもしれません．

$$PaCO_2 = 1.5 \times [HCO_3^-] + 8 \pm 2 \cdots 呼吸性代償の式[3]$$

さて，なんだか面倒だと思った人いますよね．私も思います．さて，そんな人におすすめなのが上の図です[4]．SBE（standard base excess）という見慣れない単語がありますね．正確には難しい話が盛りだくさんなのですが，簡単にいえば，検体の$PaCO_2$を40 Torrの条件にしたときに，pH 7.4を基準としてどれだけ塩基が過剰かを示すものです．もっと簡単にいうと，代謝性の要素だけで，その検体がどれだけアシデミア・アルカレミアに振れているかを示します．慢性高$CO_2$血症の患者さんは，呼吸性アシドーシスを代謝性に代償しているはずなので，SBEと$PaCO_2$のバランスで妥当な範囲かどうかがわかるということですね．

新規の代謝性因子が介在しない症例において，図の赤い部分は慢性＋急性の高$CO_2$血症（慢性と急性の中間で，代償されきっていない呼吸性アシドーシス）となります．これなら，計算をしなくても血液ガス分析の結果に書いてある数値を見るだけで，慢性かどうか判断できるので，疲れて計算する気にならないときにもおすすめです．

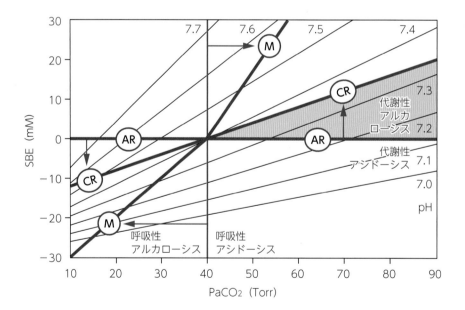

● 図 ● pHとCO2とSBEの相関図
SBE：standard base excess
M：metabolic acidosis or alkalosis（代謝性アシドーシス/アルカローシス）
AR：acute respiratory acidosis or alkalosis（急性の呼吸性アシドーシス/アルカローシス）
AR：chronic respiratory acidosis or alkalosis（慢性の呼吸性アシドーシス/アルカローシス）
矢印（➡）は酸塩基平衡異常の際の代償の方向を示す．
　は慢性/急性の高CO2血症．
文献4より引用，　を追加．

## 3) 代謝性アシドーシスは1つだけ？

呼吸困難で受診したからといって，問題が呼吸の話だけとは限りません．むしろ腎不全や敗血症の合併など，シンプルではないことの方が臨床では多い印象です．さて，代謝性アシドーシスがどれくらいあるかはSBEをみるとよいことは先ほど述べました．しかし，$CO_2$だけをみていればよい呼吸性に対して，代謝性アシドーシスの原因は数多くありますよね．MUDPILES（表1）やGOLDMARK（表2），FUSED CARS（表3）といった語呂合わせも便利ですが，複数の要因があるときにどれが主体かは判断できません．そんな各要素の割合がわかればという気持ちに"少し"応えてくれるのが，今回紹介するSimplified Stewart Approachです（表4）[5].

### 表1 MUDPILES （AG開大性代謝性アシドーシスの原因）

| M | Methanol | メタノール |
| U | Uremia | 尿毒症 |
| D | DKA/Alcohol | 糖尿病性ケトアシドーシス，アルコール |
| P | Paraldehyde | パラアルデヒド |
| I | Isoniazid | イソニアジド |
| L | Lactic Acidosis | 乳酸アシドーシス |
| E | Ethylene Glycol/Ethanol | エチレングリコール，エタノール |
| R | Rhabdomyolysis | 横紋筋融解症 |
| S | Salicylate | サリチル酸 |

AG：anion gap

### 表2 GOLDMARK （AG開大性代謝性アシドーシスの原因）

| G | Glycols (Ethylene & Propylene Glycol) | エチレングリコール，プロピレングリコール |
| O | Oxoproline | ピログルタミン酸 |
| L | L-Lactate | L型乳酸 |
| D | D-Lactate | D型乳酸 |
| M | Methanol | メタノール |
| A | Aspirin | アスピリン |
| R | Renal Failure | 腎不全 |
| K | Ketoacidosis | ケトアシドーシス |

### 表3 FUSED CARS （AG非開大性代謝性アシドーシスの原因）

| F | Fistula | 膵および胆管瘻孔 |
| U | Uretero-intestinal diversion | 尿管腸吻合 |
| S | Sailine | 生理食塩水投与 |
| E | Endocrine | 内分泌（副甲状腺機能亢進症，Addison病） |
| D | Diarrhea | 下痢 |
| C | Carbonic Anhydrase Inhibitors | アセタゾラミド，炭酸脱水酵素阻害薬 |
| A | Amino Acids (Arginine HCL, Lysine) | 塩化アンモニウム，アミノ酸（アルギニン，リジン） |
| R | Renal tubular acidosis | 尿細管アシドーシス |
| S | Spironolactone | スピロノラクトン |

### 表4 Simplified Stewart Approach

| ① 強イオンの要素 | Na－Cl－35 |
| ② 乳酸の要素 | 1－乳酸 |
| ③ アルブミンの要素 | 2.5×(4.2－Alb) |
| ④ その他のイオンの要素 | SBE－①－②－③ |

もともとStewart Approachという血液ガスの解釈法があります．強イオン・弱酸・$PaCO_2$に着目した方法で，さまざまな代謝性の要素を数値化して客観的に評価できることが強みなのですが，$[Alb (g/L)] \times (0.123 \times pH - 0.631)$のようにあまりにも計算が煩雑なのが難点でした．これを簡略化した方法の1つがSimplified Stewart Approachです．高齢者でよくみられる低アルブミン血症がもたらすアルカローシスが，ほかの代謝性アシドーシスを覆い隠してしまうことがあります．高Clによるアシドーシスを含め，思わぬ大きな代謝性アシドーシスの見逃しを防ぐという意味で非常に便利ですので，是非活用してほしい方法です．

## 4）CO中毒を見逃すな

COはHbとの結合力が酸素より高いため，$PaO_2$が高いのにもかかわらず細胞が酸素を利用できない状態をきたし，呼吸困難の原因となりえます．血液ガスの測定項目にCOHbが含まれていることが多いため，この値が高値であれば診断に大きく近づくことができます．非喫煙者では2％，喫煙者では10％以上が異常で症状をきたすとされます[6]．火災のようなときはわかりやすいですが，換気不良な場所でのガス給湯器やストーブも原因となるので注意が必要です．また，茶道の稽古のような，馴染みがない人にはわかりにくい症例もあるため，よく病歴を聴取するとともにCOHbを見逃さないようにしましょう．治療は高濃度酸素投与や，高気圧酸素療法になります．なお，火災ではアクリル繊維等の燃焼によりシアン化物中毒を合併していることがあります．シアン化物はミトコンドリア内の電子伝達系を阻害し細胞内呼吸を妨げるため，CO中毒症例では必ず考えるようにしましょう．

## 5）メトヘモグロビン血症を見逃すな

メトヘモグロビン（MetHb）なんて聞いたことがない先生も多いのではないでしょうか．異常ヘモグロビンの一種で，先天性と後天性に分かれます．酸素に対する結合・運搬能力が失われるため，呼吸困難をきたす疾患です．稀ではありますが，硝酸薬や局所麻酔薬，ST合剤の副作用として生じることが報告されているため，注意が必要です．$PaO_2$が高いにもかかわらず，血液がチョコレート様の色調であることが疑う理由の1つとなります．健常者ではMetHb 1％未満のため，上昇していれば診断となります．重症症例ではメチレンブルーの投与が必要となります[7]．

# 2 その他の血液検査

## 1）BNP，NT-proBNP：心臓なのか肺なのか

原因が心不全なのか肺疾患なのかは，呼吸困難の鑑別において最もよく挙がるテーマといっても過言ではありません．実際のところは，両者がオーバーラップしているのがほとんどで，片方だけといえるほど人間の体は簡単なつくりをしていません．しかし心不全と肺疾患が併存する場合，両方を扱っている専門科は珍しいため主科決定に難渋することが

あります．そんなとき，総合内科や総合診療科があるとスムーズに担当が決まりやすいですが，そういった先生たちが十分いる病院というのは残念ながら少ないのが現状です．

　心不全の合併が疑わしい場合にBNPやNT-proBNPの値は，1つの指標になります．カットオフをBNP 100 pg/mLとすると心不全の感度93.3～94.4％，特異度52.9～64.6％で，100 pg/mL未満ならLR 0.14のため，**100 pg/mL未満では心不全の可能性は低い**とされることが多いです．NT-proBNPはカットオフを300 pg/mLとすると感度90.4～95.9％，特異度38.2～48.0％で，300 pg/mL未満ではLR 0.23のため，やはり心不全の可能性は低くなってくるといえます[8]．ただし，慢性心不全患者ではもともと高値が続いていることもあり，過去のコントロールが良好な時期と数値を比較して判断することが重要です．高値だから呼吸困難の原因は心不全と決めつけてはいけません．

---

**【MEMO】BNPとNT-proBNPの違いとは**

　BNPとNT-proBNPはともにproBNPが切断されて生じるものです．そのため，産生される量は必ず1：1の関係にあります．しかし，NT-proBNPは主に腎臓から排泄されるのに対し，BNPは腎臓以外にneutral endopeptidaseによる分解や，clearance receptorによるエンドサイトーシスを受けるという代謝経路の違いがあります[9]．結果は半減期の違いとして現れ，NT-proBNPは半減期120分，BNPは20分ほどとなります[10]．また保存検体での安定性はNT-proBNPの方が高く，過去の検体で追加検査をする場合などはNT-proBNPの方が値が変動しにくいという特徴があるとされています．

---

## 2）D-dimer：肺塞栓を見逃さないために

　肺塞栓は造影CTをするまでみつからないことも多く，その致死性からも呼吸困難を訴える患者さんでは気をつけなければいけません．しかし，全員に造影CTを行うことは非現実的であり，いかにしてリスクの高い人をピックアップするかが問題になります．さまざまなスコアリングがあり，Wells rule，Geneva ruleが有名です．いずれも高リスクスコアでなく，かつD-dimer陰性であれば画像精査は不要と判断できます．若年者に限られますがPERC（pulmonary embolism rule-out criteria）rule（表5）は病歴聴取と身体所見のみでD-dimerを用いた方法と同等の精度を示しており，全項目が陰性であれば画像検査

**表5** PERC rule

| | |
|---|---|
| ① | 年齢 ≧ 50歳 |
| ② | 心拍数 ≧ 100回/分 |
| ③ | $SpO_2 < 95\%$ |
| ④ | 片側の下肢腫脹 |
| ⑤ | 血痰 |
| ⑥ | 4週間以内の外傷および全身麻酔手術 |
| ⑦ | 肺塞栓や下肢静脈血栓症の既往 |
| ⑧ | ホルモン製剤の使用 |

不要と判断できるため非常に有用です．ただし，これは肺塞栓の有病率が1.8％未満という ものを指標にしているため，臨床的に肺塞栓が疑わしいとき（医師の直観で事前確率 15％以上）の除外に用いてはいけません[11, 12]．また，最近では4 PEPS（4-level pulmonary embolism clinical probability score）（表6）という新しいスコアリングが開発され，こちらは全年齢で使用可能かつVery lowのグループにあてはまれば採血や画像検査が不要となるものです．検証のための研究がこれから組まれると予想されますが，今後の肺塞栓診療で台頭してくる可能性があります[13]．

　また，呼吸不全でCOPD増悪はCommonですが，原因がはっきりしない症例の16.1％に肺塞栓があるとされています[14]．したがって，このグループは肺塞栓のリスクが高い群として，ほかの誘因が明らかでないのであれば積極的に検査を検討すべきです．

**表6** 4 PEPS

| 年齢 | ＜50歳 | － 2 |
|---|---|---|
| | 50〜64歳 | － 1 |
| 慢性呼吸器疾患 | | － 1 |
| 心拍数＜80回/分 | | － 1 |
| 胸痛と急性の呼吸苦 | | 1 |
| 男性 | | 2 |
| エストロゲン製剤の使用 | | 2 |
| 深部静脈血栓症の既往 | | 2 |
| 失神 | | 2 |
| 4週間以内の長期臥床 | | 2 |
| $SpO_2$＜95％ | | 3 |
| 下腿の痛み，もしくは片側下腿浮腫 | | 3 |
| 肺塞栓が最も疑わしい状態 | | 5 |

| 事前確率 | 合計点数 |
|---|---|
| 非常に低い（＜2％）：除外可能 | ＜0 |
| 低い（2〜20％）：D-dimer<1.0 µg/mLで除外可能 | 0〜5 |
| 中等度（20〜65％）：D-dimer＜0.5 µg/mLで除外可能 | 6〜12 |
| 高い（＞65％）：画像検査が必要 | ≧13 |

文献13より引用.

> **症例のつづき**
>
> 　血液ガス分析では$CO_2$の貯留が認められたが，慢性の貯留と考えられた．酸素化低下の原因
> 検索で行ったX線やCTでも急性肺炎を示唆する所見は得られなかった．COPDが背景にあるこ
> とから肺塞栓の評価を行ったところ，肺塞栓の所見が得られた．循環動態が安定していることか
> ら循環器内科で抗凝固療法を行い入院することとなった．

## おわりに

　呼吸不全はよくある症候ですが，皆さんの想像通り奥深く難しいものです．ほかにも
KL-6やβDグルカンなど臨床的に大切な項目はまだありますが，当日結果がでない病院
も多いでしょう．まずはCommon is Commonを忘れずに，当たり前のことを当たり前
に実践していくのがとても大事です．そして，本当に大事なのは，検査でどう診断するか
ではなく，目の前の患者さんの苦しさをどう和らげるか．苦しさを見過ごして，診断に躍
起になることがないよう，注意が必要です．

## 文　献

1 ）Bloom BM, et al：The role of venous blood gas in the emergency department：a systematic review and me-ta-analysis. Eur J Emerg Med, 21：81-88, 2014（PMID：23903783）

2 ）Seifter JL：Integration of acid-base and electrolyte disorders. N Engl J Med, 371：1821-1831, 2014（PMID：25372090）

3 ）Albert MS, et al：Quantitative displacement of acid-base equilibrium in metabolic acidosis. Ann Intern Med, 66：312-322, 1967（PMID：6016545）

4 ）Schlichtig R, et al：Human PaCO2 and standard base excess compensation for acid-base imbalance. Crit Care Med, 26：1173-1179, 1998（PMID：9671365）

5 ）Story DA：Stewart Acid-Base：A Simplified Bedside Approach. Anesth Analg, 123：511-515, 2016（PMID：27140683）

6 ）Rose JJ, et al：Carbon Monoxide Poisoning：Pathogenesis, Management, and Future Directions of Therapy. Am J Respir Crit Care Med, 195：596-606, 2017（PMID：27753502）

7 ）Skold A, et al：Methemoglobinemia：pathogenesis, diagnosis, and management. South Med J, 104：757-761, 2011（PMID：22024786）

8 ）Martindale JL, et al：Diagnosing Acute Heart Failure in the Emergency Department：A Systematic Review and Meta-analysis. Acad Emerg Med, 23：223-242, 2016（PMID：26910112）

9 ）Hall C：Essential biochemistry and physiology of（NT-pro）BNP. Eur J Heart Fail, 6：257-260, 2004（PMID：14987573）

10）Omland T：Advances in congestive heart failure management in the intensive care unit：B-type natriuret-ic peptides in evaluation of acute heart failure. Crit Care Med, 36：S17-S27, 2008（PMID：18158473）

11）Freund Y, et al：Effect of the Pulmonary Embolism Rule-Out Criteria on Subsequent Thromboembolic Events Among Low-Risk Emergency Department Patients：The PROPER Randomized Clinical Trial. JAMA, 319：559-566, 2018（PMID：29450523）

12）Duffett L, et al：Pulmonary embolism：update on management and controversies. BMJ, 370：m2177, 2020（PMID：32759284）

13) Roy PM, et al：Derivation and Validation of a 4-Level Clinical Pretest Probability Score for Suspected Pulmonary Embolism to Safely Decrease Imaging Testing. JAMA Cardiol, 6：669-677, 2021（PMID：33656522）

14) Aleva FE, et al：Prevalence and Localization of Pulmonary Embolism in Unexplained Acute Exacerbations of COPD：A Systematic Review and Meta-analysis. Chest, 151：544-554, 2017（PMID：27522956）

**Profile**

仁平敬士（Takashi Nihira）

湘南鎌倉総合病院 救急総合診療科
0歳から100歳まで．熱もケガもココロも「とりあえず診てみる」，そんなお医者さんになりたくて今までやってきました．当たり前のことをするだけなのに，こんなに難しい．毎日，何も知らない自分に気づく，そんな日々を過ごしています．

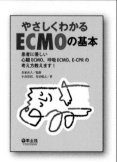

# Column ❷

# NaとClからPaCO₂がわかる？

## 症例

　COPDで通院中の患者さんが呼吸困難を主訴に救急要請され，10分後に到着するようだ．担当する研修医は，到着までの時間を活用して，最近の通院状況や過去の入院歴を確認している．患者さんはどうやら前日に定期受診していて，最近しんどいと漏らしていたようだ．

　上級医は前日の血液検査を見て，「$CO_2$が貯留してそうだね」とだけ言って去っていった．血液検査は一般的な血算と生化学のみで，結果も特に異常値はなく，血液ガス分析は行われていない．患者さんが搬入され，動脈血液ガス分析を行ったところ，上級医の予想通り$PaCO_2$は80 Torrで高値だった．なぜ上級医は予測できたのだろうか？

## 解説

　表は2人の患者さんの動脈血液ガス分析です．今回の患者さんはどちらでしょうか？

**表　患者Aと患者Bの動脈血液ガス分析**

| 患者A | | 患者B | |
| --- | --- | --- | --- |
| pH | 7.30 | pH | 7.15 |
| $PaCO_2$ | 80 | $PaCO_2$ | 80 |
| $PaO_2$ | 55 | $PaO_2$ | 55 |
| $HCO_3^-$ | 40 | $HCO_3^-$ | 28 |
| AG | 12 | AG | 12 |
| Na | 136 | Na | 136 |
| Cl | 84 | Cl | 96 |

　ともに$PaCO_2$は80 Torrですが，ほかの値は異なります．そこから何がわかるでしょうか？　血液ガス分析の評価方法については「呼吸困難で役立つ検査 ①血液検査と血液ガス分析」（p.1926）をご覧いただくとして，この表からは患者Aが慢性（＋急性）の高$CO_2$血症で，患者Bは急性の高$CO_2$血症であることがわかります．酸塩基平衡において，呼吸性の代償は数時間程度かかるのに対して代謝性の代償は数日程度かかりますので，その点においても，$HCO_3^-$の値を比較すれば代謝性の代償が働いている患者Aが慢性経過で，代謝性の代償が働いていない（pHもよりアシデミアに傾いている）患者Bが急性経過であることがわかります．

　しかし，上級医が見たのは前日の血液検査です．そこからなぜ$CO_2$の貯留がわかったのでしょうか？　ここで注目していただきたいのがNaとClです．患者Aと患者BでNaの値

は同じですが，Clの値は異なります．この「NaとClの差」こそが読み解くカギになるのです．アニオンギャップ（以下，AG）の計算式を思い出してほしいのですが，ここでAGが変動するような病態がないとすれば，AGを固定値（基準値である12とします）として考えることができ，計算式は以下のようになります．

$$AG = [Na^+] - ([Cl^-] + [HCO_3^-])$$
$$[HCO_3^-] = [Na^+] - [Cl^-] - AG$$
$$[HCO_3^-] = [Na^+] - [Cl^-] - 12$$

この式から，NaとClの差に注目することで，$HCO_3^-$を推測することができます．救急搬送された患者さんの前日の血液検査ではNaが138，Clが88であったことから，AGを12として計算すると$HCO_3^-$は38になり，高$CO_2$血症に対して代謝性の代償が働いていることが推測されます．上級医はそこに注目して「$CO_2$が貯留してそうだね」と発言したのです．ということで，今回の患者さんの血液ガス分析は"患者A"ということになります．

ただし，注意しないといけないのは，これは"推測"であるということです．血液ガス分析にはさまざまな要素が関わっていますので，実際に動脈血液ガス分析で評価することが大切です．また，定期通院している呼吸器疾患の患者さんの血液検査でNaとClの差が経時的に開いているようなことがあれば，動脈血液ガス分析で$CO_2$が貯留していないかどうか評価してみるのもよいですね．

本特集では，呼吸困難診療において，急性・慢性といった時間軸を意識すること，$PaCO_2$の貯留を評価してⅠ型呼吸不全とⅡ型呼吸不全を分けてとらえることの意味についても説明しています．普段意識することが少ないClの値ですが，NaとClの差に注目することで，$PaCO_2$を推測することができ，診療に役立てることができます．

（武部弘太郎）

**【総論】**

# 呼吸困難で役立つ検査
# ②肺エコー

沢田孝平

① 肺エコーで呼吸困難を診察してみよう
② 気胸は肺エコーで簡便かつ迅速に診断できる
③ 移動に伴うリスクも少なく，放射線被曝がないのが利点である

## はじめに

　　皆さんは実際に患者さんに「肺エコー」を実践したことはありますか？ 新型コロナウイルス感染症が出現する以前は，すぐに胸部X線検査や胸部CT検査ができたかもしれませんが，なかなかそうはいかない医療機関も多いのではないでしょうか．ここでは呼吸困難の鑑別のための手段の1つとして，肺エコーを紹介します．2008年にBLUE（bedside lung ultrasound in emergency）protocol[1]が提唱されてからさまざまな場面で応用されてきています．ただし聞いたことはあっても，心エコーや腹部エコーのように実際に学ぶ機会が多いわけではないので，実践しづらい…という方も多いのではないでしょうか．今回はそんな方でもわかりやすいように基本的なエコーの当て方から，応用が利く所見の見方まで解説していきたいと思います．はじめは抵抗があるかもしれませんが，しっかりとした手順や所見を知ることで，診断の手助けとなることは間違いないでしょう．また，自信がないうちは患側と健側を繰り返し比べたり，自分自身の健常肺などと比較することで所見に自信をもてるようになります．肺エコーにはさまざまなプロトコルがありますが，ここではBLUE protocolを取り上げていきます．

72歳男性．ADLは自立されており，心不全とCOPD増悪で入院歴がある．徐々に増悪する呼吸困難を主訴に深夜に救急搬送となった．来院時のバイタルサインは以下のとおりである．体温37.8℃，血圧124/82 mmHg，脈拍数110回/分，呼吸数25回/分，SpO2 88%（室内気）．

意識は清明であるが会話は途切れ途切れである．鑑別のために胸部X線のポータブル撮影を依頼したが，手術室に呼ばれておりすぐには行けないとのことであった．

目の前には苦しそうにしている患者さんと超音波機器がある．どのように検査を進めるべきだろうか？

# 1 肺エコーとは

肺エコーの一番の特徴は「アーチファクトを見ている」ことです．

基本的に骨や空気は，軟部組織に比して超音波がほとんど反射されてしまい映像化するのが困難です．そのため空気を含む肺のような臓器は超音波検査には向いていないとされてきました．そのアーチファクトを逆手にとって肺の状態を把握するのが肺エコーの正体となります．

# 2 プローブの選択と観察する部位

## 1）使用するプローブは？

使用するプローブは観察部位や目的によって変わります．前胸膜の観察にはリニアプローブ，深部の観察にはコンベックスプローブを使用します．セクタプローブは胸膜の観察には向きませんが，肺エコーの大部分の観察が可能です．

## 2）観察する場所は？（図1）

BLUE protocol では観察すべき部位は片側胸部につき3カ所で，それぞれ upper/lower BLUE point と PLAPS（posterolateral alveolar and/or pleural syndrome）point とよばれます．

upper BLUE point：第2肋間前胸部
lower BLUE point：第6肋間前腋窩線
PLAPS point：lower BLUE point から後腋窩線にずらした点

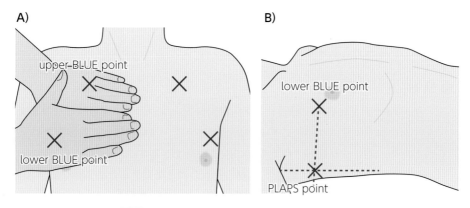

**図1** BLUE protocol の観察部位
A）upper/lower BLUE point，B）PLAPS point.

> **ここがポイント**
> ............................................................................
> まずはプローブを当ててみることが大切です！ 同期，友人，指導医など協力してくれる
> 人とお互いに当ててみましょう！

## 3 まずは気胸の除外を

　救急において迅速な対応が求められる呼吸困難を呈する疾患の1つに気胸があります．呼吸困難患者への肺エコーでは，まずは気胸を診断/除外することから始めます．

### ● 胸膜の観察

#### ❶ 胸膜観察の基本

　ここではリニアプローブを使用します．通常は30〜45ギャッジアップをかけて検査をしますが，バイタルに異常がある場合などは仰臥位のまま施行しても構いません．

　upper BLUE pointに垂直にプローブを当て，bat sign（図2）を描出します．この図を描出することが肺エコーの基本となります．胸膜より深い部分は肺実質と空気が入り混じってアーチファクトが確認できます．

　胸膜の観察では呼吸に合わせた胸膜の動きを観察したいので上下方向を意識してプローブを当てる必要があります．また左前胸部の観察時には心臓の位置を避けて当てるのもポイントになります．その後，lower BLUE pointにプローブをずらし同様に確認を行います．

#### ❷ Bモード

　Bモードでは，患者さんの呼吸に合わせて，臓側胸膜がスライドして動く様子が確認できます．これをlung slidingとよびます．lung slidingがあれば気胸は除外できます．lung slidingは，気胸以外に無気肺，浸潤影，低換気，胸膜癒着でも消失するため，lung slidingがないことが気胸であることにはならないことに注意をしましょう．

正常肺と気胸部分でlung slidingの有無が分かれるポイントがあり，それをlung point
とよびます．ベッドサイドにおける気胸の診断は肺エコーの方が胸部X線と比べて感度が
高いという報告もあります[2]．

### ❸ Mモード

次にMモードを肋間で確認します．胸壁は動かないので水平線状となりますが，胸膜は
動くため胸膜より下は粗いノイズが確認できます．気胸の場合，胸膜直下は空気で満たさ
れるため，超音波が反射され何重もの線が確認できます．

気胸のない肺では図3Aのように波と砂浜のように見えるためseashore signとよばれ
る画像を呈し，気胸があればbarcode sign（図3B）を呈します．ただしBモードでの診

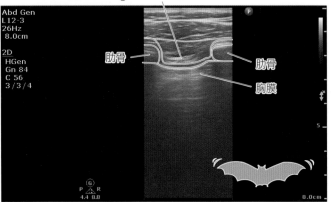

肋骨と胸膜のラインがコウモリの
ように見え bat sign とよばれる

肋骨　　　肋骨

胸膜

**図2** bat sign
連続する2本の肋骨と胸膜のラインをコウモリに喩えてこうよびます．
文献3より転載．

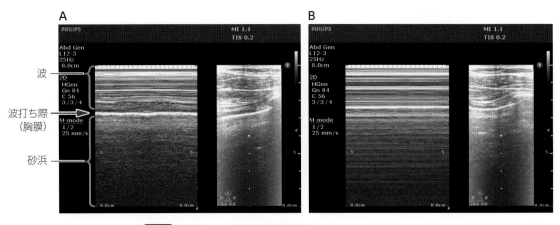

波

波打ち際
（胸膜）

砂浜

**図3** Mモードでの胸膜の観察
A）seashore sign，B）barcode sign（stratosphere sign）．
文献3より転載．

断が基本であり，Mモードはあくまで補助的なものです．

Bモードでは気胸の除外だけではなく，胸膜の凹凸や肥厚の確認もできます．胸膜が完全に滑らかであれば炎症がなく，凹凸で肥厚があれば炎症があることを示唆します．これは肺水腫が心原性か非心原性かどうかの鑑別に使用できます．

## 4 気胸の除外ができたら

### 1) 胸膜より深部の観察

より深部の観察にはコンベックスプローブを使用します．図2に提示したbat signを描出して後述のA-line，B-lineを確認していきます（図4）．

A-line（図4A）はプローブと胸膜ラインの多重反射アーチファクトであり，高エコーの不連続な水平線として観察されます．呼吸によって動くことはありません．A-lineはプローブの接触点より下の肺胞が正常に空気を含んでいることを示しています．気胸でもA-lineは確認されます．

A-lineと同時にB-lineも探していきましょう．

B-line（図4B）は胸膜からエコー画面下まで伸びる高エコーな垂直線です．肺胞内の空気と間質の液体によりB-lineが形成されます．2本の肋骨の間に3本以上のB-lineが確認される場合は，lung rocketsとよばれ，心原性/非心原性肺水腫，肺線維症，間質性肺炎が鑑別にあがります．

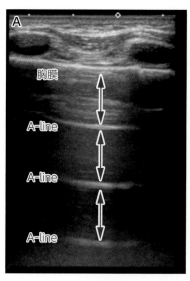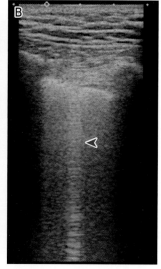

**図4** 胸膜より深部の観察
A）A-line，B）B-line.
文献4より転載.

## 2) PLAPS pointでの観察

　　ここではコンベックスプローブを使用し，胸水や浸潤影を確認します．横隔膜，脾臓，肝臓，横隔膜上の肺の動きを観察します．FASTでの観察のイメージに近いです．まずは胸水の有無を確認します．横隔膜上に低エコーの貯留物があれば胸水です．胸水中に肺組織が動いているのが確認できれば，より胸水であると確信できます．浸潤影も確認することができ，さらに肺組織の密度が高くなり，含気が少ない肺は不規則な低エコーを呈します．これらの初見は肺炎だけではなく，腫瘍，肺胞出血，無気肺でもみられます．

## 5 BLUE protocolを活用してみよう

　　肺エコーの当て方や所見について今まで説明してきましたが，これらを組合わせることで診断の手助けをしてくれるのが，BLUE protocolです（図5）．BLUE protocolは簡単に説明するとエコーを当てた部位に① 肺が存在するか，② どんな所見があるかを確認し，当てはめていくだけです．lung slidingがなければ気胸か癒着や浸潤影となります．その後は

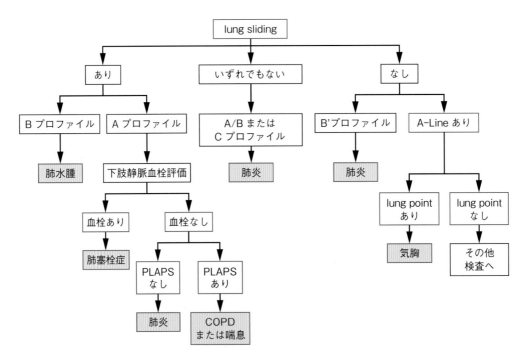

**図5** BLUE protocol
文献1より転載.
Aプロファイル：lung slidingあり．A-line優位．正常の肺を示唆.
Bプロファイル：lung slidingあり．びまん性B-line優位.
B'プロファイル：lung slidingなし．びまん性B-line優位.
A/Bプロファイル：前胸部で片側B-line優位，対側A-line優位
Cプロファイル：前胸部に浸潤影あり
PLAPS：posterolateral alveolar and/or pleural syndrome,
COPD：chronic obstructive pulmonary disease（慢性閉塞性肺疾患）

前述のA-lineやB-lineなどをフローチャートに従って確認していきます．BLUE protocolだけで鑑別疾患をすべて整理できるわけではありませんが，病態把握や初期治療において非常に参考になります．

### 症例のつづき

　放射線技師が戻ってくるまでに肺エコーをすることにした．まずは気胸の評価でlung slidingが観察できたので気胸はないと判断した．A-lineあり・B-lineなしで，PLAPS pointで浸潤影が確認された．BLUE protocolに沿って評価し，この時点で心不全の既往はあるものの肺水腫は否定的で，左の肺炎が疑われた．

　その後の胸部X線では左下肺野の透過性の低下を認め，左下葉肺炎として入院加療を行い，治療経過良好で入院後7日で退院となった．

## おわりに

　呼吸困難を訴える患者さんには外来でも病棟でも遭遇します．胸部X線や胸部CTがすぐに撮影できる環境ならよいですが，そうではない状況も多々あることでしょう．

　CTなどの便利な機械が増えてきているのに超音波検査なんて時代遅れだ？ そんなことはありません．1つでも使用できる機器が多いのは自身にとっても患者さんにとってもメリットです．これを機会にぜひ実践してみてください．

### 文　献

1）Lichtenstein DA & Mezière GA：Relevance of lung ultrasound in the diagnosis of acute respiratory failure：the BLUE protocol. Chest, 134：117-125, 2008（PMID：18403664）

2）Ding W, et al：Diagnosis of pneumothorax by radiography and ultrasonography：a meta-analysis. Chest, 140：859-866, 2011（PMID：21546439）

3）遠藤慶太，山田　徹：肺エコー．レジデントノート，20：1068-1079，2018

4）大矢あいみ，谷口隼人：肺エコーに挑戦！！（連載：それゆけ！ エコー・レジデント！ 日常診療でのエコーの使いどころ）．レジデントノート，22：3085-3092，2021

5）Hendin A, et al：Better With Ultrasound：Thoracic Ultrasound. Chest, 158：2082-2089, 2020（PMID：32422131）
　↑肺超音波検査について非常によくまとまったreviewです．画像や動画も見ることができます．

### 参考文献・もっと学びたい人のために

1）「Point-of-Care 超音波 原書第2版」（Soni NJ et al/著，山田　徹，南　太郎/監訳），丸善出版，2020

### Profile

沢田孝平（Kohei Sawada）
京都府立医科大学附属病院 救急医療学教室
赤ちゃんから老人まで軽症から重症まで幅広く診ることができる医師を目指して日々奮闘中です．

## Column ❸

# COVID-19と呼吸困難とSpO₂

　"happy hypoxia" という単語を聞いたことがあるでしょうか. **顕著な低酸素状態にもかかわらず呼吸困難を感じない無症候性の低酸素症** (低酸素血症：hypoxemia, 低酸素症：hypoxia) のことを指し, COVID-19の患者さんの臨床的特徴の1つとされています. Guanらの中国からの報告では, COVID-19の入院患者1,099人 (そのうちCT画像に異常があったのは86.2％, 酸素療法を要したのは41.3％) のうち, 呼吸困難を訴えたのはわずか18.7％でした[1]. では, COVID-19の患者さんはなぜ呼吸困難を感じにくいのでしょうか？

　呼吸困難や呼吸調節のメカニズムについての詳細は「特集にあたって」(p.1914) をご覧いただくとして, 呼吸困難や呼吸調節には$PaO_2$以外にもさまざまな要素が関係しています. 呼吸調節に関する因子のうち, 重要なのは中枢および末梢の化学受容器で, 末梢 (頸動脈体と動脈弓体) で検知する$PaO_2$よりも中枢 (延髄) で検知する$PaCO_2$の方がより大きく影響すると考えられています. $PaCO_2$の上昇は単独でも呼吸困難を引き起こしやすいのに対して, $PaO_2$の低下は単独なら40 Torrまでは呼吸困難を引き起こしにくいとされています. また, 病態や疾患によって呼吸困難の因子は異なり, 例えば喘息発作で$SpO_2$90％の患者さんが呼吸困難を感じていても, その要因は$PaO_2$の低下よりも気道への刺激や換気の仕事量増加といった要素の方が大きいと考えられます. COVID-19では, これらの事情から呼吸困難を引き起こす因子が限定的であり, 呼吸困難を感じにくいのではないでしょうか.

　さらに, COVID-19患者では$SpO_2$の解釈にも注意が必要です. $PaO_2$の低下に対する呼吸調節で換気量や呼吸数が増加して$PaCO_2$が低下すれば, ヘモグロビン酸素解離曲線は左方移動し, ヘモグロビンの酸素への親和性は上昇し, 末梢組織への酸素運搬能は低下します.

　呼吸やCOVID-19の病態生理はまだまだ解明されていないことが多く, happy hypoxiaの機序についてもさまざまな要因や仮説があり, 決まった見解は示されていません. 上記で紹介した以外にも, 感染時には低酸素性肺血管収縮 (肺胞気の酸素濃度が低下するとその肺胞内の動脈が収縮する現象：これにより肺胞気の酸素濃度が高い肺胞への血流を増やし酸素飽和度をあげようとする[2]) が機能しないとする説やウイルスそのものがヘモグロビンに作用する説, 血管内微小血栓の関与などが提唱されていて, 今後の解明が期待されます. 臨床的には, 呼吸困難を訴えない呼吸不全患者さんが存在すること, $SpO_2$だけで呼吸状態を評価することには限界があることを知ることが大切です.

（武部弘太郎）

### ■ 文　献

1）Guan WJ, et al：Clinical Characteristics of Coronavirus Disease 2019 in China. N Engl J Med, 382：1708-1720, 2020 (PMID：32109013)
2）「ウエスト 呼吸生理学入門：正常肺編 第2版」(West JB & Luks AM/著, 桑平一郎/訳), pp54-56, メディカル・サイエンス・インターナショナル, 2017
3）Dhont S, et al：The pathophysiology of 'happy' hypoxemia in COVID-19. Respir Res, 21：198, 2020 (PMID：32723327)

【各論】

# 気道緊急を回避せよ！

生塩典敬

① 基本に則って ABCDE アプローチで A の異常から評価する（特に呼吸困難時）！

② 呼吸困難で「SpO₂ が低下していないので大丈夫」は危険である！

③ 気道緊急をきたす疾患を疑ったときはすみやかに上級医や専門診療科へコンサルトしよう！

## はじめに

　救急外来で呼吸困難と聞くと，肺炎や気胸，気管支喘息発作，うっ血性心不全，肺動脈血栓塞栓症などを想起する方が多いのではないでしょうか？ また，SpO₂ が低下していなければ，まだ呼吸が保たれているって思っている方も多いのではないでしょうか？ 次に救急外来で診る呼吸困難の患者さん，SpO₂ は低くなくても"気道緊急"が隠れているかもしれませんよ！

　本稿では，致死的な転帰をもたらしうる気道緊急をきたす疾患は何があるのか，どう診察していくのか，そして上級医や専門診療科にどうコンサルトするのかまでを概説します．ただ，気道緊急をきたすときは"超"緊急事態です．自らの限界を知り患者さんの不利益にならないように，上級医や専門診療科に早めに応援を依頼することも救急外来では重要です．

### 症例

　55歳男性．15年前から高血圧と糖尿病を指摘され，内服加療中である．受診数日前から発熱と咽頭痛があったが，感冒と思い様子をみていた．受診当日には唾も飲み込めなくなり，夕方からは呼吸困難感があり横にもなれず，徐々に増悪するため救急外来を受診した．

　トリアージでのバイタルサインは意識清明，血圧160/80 mmHg，心拍数110回/分，呼吸数

26回/分，SpO₂ 98%，体温 38.3℃であった．

　問診票には「呼吸困難」と書いてあるものの，SpO₂は98％であり，研修医が一般診察室で診療することになった．患者が診察室に入ってくると口元にハンカチを当てて，唾を出している状態であった．研修医はどのように診察をしていけばよいのだろうか？

## 1 気道緊急を回避するために

　救急外来での忙しい診療のなかでも致死的な疾患を見逃さず，迅速に診療していくためには基本原則に則って診療していくことが重要です．その基本原則は皆さんご存知の「気道，呼吸，循環，意識」の順で初療を行うABCDEアプローチです．呼吸不全や循環不全，意識障害のようにどの症候の患者さんを診たときも，walk-inでも救急車でも，診察開始時にパッと評価することは本当に大切です．特に呼吸困難はあくまで本人の自覚的な息苦しさの訴えなので，必ずしも低O₂血症のような呼吸不全（Bの異常）とは限りません．気道閉塞や狭窄のために呼吸のしにくさ（Aの異常）を呼吸困難として訴えることはよくあることです．ときにはトリアージの段階でバイタルサインの異常がないことすらあります．そのため，呼吸困難の患者さんを診察開始するときも，基本に則ってABCDEアプローチで診療を開始します．まずは，Aの異常となる"気道緊急"の恐れがあるのか，またそうなりうる疾患が隠れていないか，というところから診察をはじめましょう．

　では，何から始めればいいでしょうか？　まずは会話ができるかをチェックします．会話ができれば気道は少なくとも開通しています．ただ，そのときに気道緊急になり得る症状，例えば含み声や嗄声，吸気時の低調な狭窄音（stridor），鎖骨上窩や頸窩の陥没などの上気道狭窄を疑う所見がみられた際は，後述するkiller sore throatや気道異物などを想起することが重要です．呼吸困難を訴えているけど，「SpO₂が低下していないので大丈夫」という考え方は危険です．気管挿管などの気道確保の準備を行いつつ診療しなければ，状態が悪化したときには気管挿管も換気もできないCVCI（cannot ventilate, cannot intubate）となって不幸な転帰を辿るかもしれません．

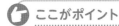

### ここがポイント

呼吸困難の診察もABCDEアプローチで診療を開始！

### ここがピットフォール

呼吸困難で「SpO₂が低下していないので大丈夫」は危険！

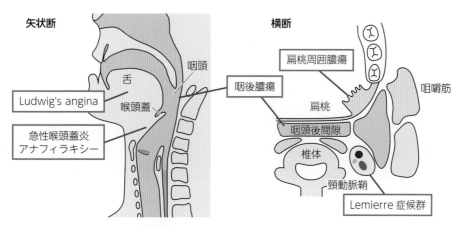

**図1** 代表的な killer sore throat
文献1より改変して転載.

## 2 気道緊急をきたす内因性疾患（killer sore throat）を見逃さない

　　呼吸困難と合わせて咽頭痛を主訴とする内因性疾患のなかには致死的なものが紛れており，killer sore throatと表現されます．killer sore throatの代表的なものに急性喉頭蓋炎や扁桃周囲膿瘍，咽後膿瘍，Ludwig's angina，Lemierre症候群などがあげられ（図1），皆さん名前は聞いたことはあるのではないでしょうか．それぞれの疾患について「考えて，動く」ために病態と予想される経過，そして診察上の注意点をおさらいしておきます．

### 1）急性喉頭蓋炎（図2）

　　killer sore throatの代表的な疾患で，以前は小児によくみられインフルエンザ菌b型（Hib）が起因菌となっていましたが，Hibワクチン接種の普及により小児で減少し，最近では喫煙者の中年男性の症例が増加してきています．症状としては8，9割が嚥下困難や咽頭痛を訴え，特に**咽頭所見に比して咽頭痛が強い場合は本疾患を疑うべき**です．そのほかに，含み声や嚥下困難を伴う流涎も本疾患の特徴的な症状です．また，仰臥位では腫大した喉頭蓋で気道狭窄が強くなるため座位になることが多く，両膝に手をついた前傾姿勢のtripod positionをとります．**安易にCT検査などで仰臥位にさせないように**し，気道確保の準備を整えつつすみやかに上級医や耳鼻咽喉科へコンサルトしましょう．

　　診断は喉頭ファイバーで直接喉頭蓋を観察します．ほかにも有名な頸部軟線撮影での"thumb sign"や"vallecula sign"もありますが，感度が決して高くないため否定には使えない点は注意が必要です[3]．また，急性喉頭蓋炎を疑っているときにX線撮影に行くこと自体が，急変対応が遅れるなど非常に危険な状況をまねいてしまいます．治療としては抗菌薬やステロイド投与ですが，気道管理も重要です．気道確保をいつでもできるように準備し，気管挿管だけでなく輪状甲状間膜アプローチ（穿刺・切開）の外科的気道確保もできるようにしておきます．

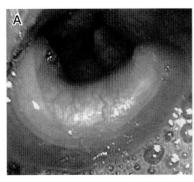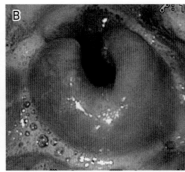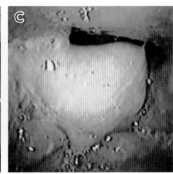

**図2　喉頭ファイバー所見による急性喉頭蓋炎の重症度分類**

A）喉頭蓋のみ軽度の腫脹：Grade Ⅰ
B）喉頭蓋腫脹＋片側の披裂部腫脹：Grade Ⅱ
C）喉頭蓋の高度腫脹または喉頭蓋腫脹＋両側披裂部腫脹：Grade Ⅲとして判定.
文献2, 図1より転載.

>  **ここがポイント**
> 急性喉頭蓋炎を疑うときは仰臥位にせず，気道確保の準備とコンサルト！

## 2）扁桃周囲膿瘍

　　扁桃周囲膿瘍は急性扁桃炎などが増悪し，扁桃と咽頭収縮筋との間に膿瘍形成することで発症すると考えられています．先行する急性扁桃炎よりさらに咽頭痛と嚥下痛が顕著となり，痛みが患側の耳や頸部に放散します．また，全身状態の悪化や含み声がみられるようになり，炎症が咀嚼筋に波及すると開口障害をきたします．造影CT検査で咽頭後壁や縦隔，深頸部への進展を評価し，適切な穿刺・切開排膿が必要となるため耳鼻咽喉科へのコンサルトが早期に必要です．

## 3）咽後膿瘍

　　咽後膿瘍は，咽頭〜食道と椎体のスペース（咽頭後間隙）に細菌感染によって膿瘍が形成され，頭側は頭蓋底，足側は縦隔へ拡大するため，適切に対処されなければ縦隔炎や壊死性筋膜炎，敗血症へと進展します．また，咽頭後壁で膿瘍が拡大すると気道狭窄をきたし呼吸困難を生じます．

　　小児では上気道炎などから咽頭後リンパ節炎が膿瘍化することが多く，多くが咽頭後リンパ節退縮までの5歳以下に好発します．成人では重篤な免疫不全患者に多く，魚骨誤飲後や器具操作（内視鏡検査や気管挿管）の後に感染を起こす場合があります．

　　症状は発熱や咽頭痛，嚥下痛，呼吸困難がみられ，造影CT検査などで咽頭後間隙の造影効果を伴う液体貯留で診断します．治療は抗菌薬投与などでの保存的治療が優先されますが，穿刺切開などの外科的治療に追加されるときもあります．

## 4) Ludwig's angina

Ludwig's angina は主に下顎第2，3臼歯の齲歯の感染から生じることが多く，そのほかには外傷や膿瘍，異物などが感染源となり，その感染が頸部・胸部に波及し気道狭窄や縦隔炎，膿胸，心膜炎へ進展する致死的な疾患です．気道狭窄は口腔底の感染・炎症が下顎下部に進展し，炎症に伴う浮腫で口腔底と舌を後上方へ偏位させることで生じます．そのためCT検査で炎症の波及範囲がわかるものの，**仰臥位を強いた際に気道狭窄から気道閉塞に至る可能性もあり，気道が不安定な際に気道確保をしないままでの仰臥位は非常に危険**です．上級医や耳鼻咽喉科へコンサルトのうえ，気管挿管や外科的気道確保の準備をして検査へ進みましょう．

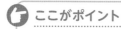

**ここがポイント**

Ludwig's angina を疑うときは安易に仰臥位にしない！

## 5) Lemierre 症候群

Lemierre 症候群は，急性咽頭炎や扁桃周囲膿瘍などに引き続く，同側の内頸静脈の化膿性血栓性静脈炎および菌血症，さらには敗血症性肺塞栓症（septic emboli）までを一括りにした症候群です．起炎菌は口腔内常在菌である *Fusobacterium* 属が多く，血液培養でこの菌が検出され本症の診断となることがあります．症状は咽頭痛や頸部痛，発熱などですが，内頸静脈の血栓性静脈炎の症状や肺塞栓症による呼吸困難もあります．

治療は抗菌薬の投与および必要であれば外科的ドレナージです．また，血栓性静脈炎に対して抗凝固薬を使用するかについてはさまざまな議論がなされており，いまだに一定の結論は出ていません．

## 3 気道緊急をきたす気道異物を見逃さない

気道異物は小児や高齢者で頻度が多く，小児ではピーナッツをはじめとした豆類が最も多く，高齢者では義歯などの歯科異物が多いです．また他者の目撃がない場合もあり，病歴だけでは推測できず疑わなければ診断に至らないこともあります．特に気管支異物の診断は難しく，X線検査やCT検査で無気肺やエアートラッピングによる透過性亢進などを手がかりに診断することがあります．ただ，X線検査には写らないX線透過性異物が全体の85.7 ％を占めるとの報告もあります．その際は，深吸気時と深呼気時の2枚を撮影し，心縦隔陰影が深呼気時に健側へ，深吸気時に患側へ移動するHolzknecht徴候での診断が有用です（図3）[4]．

治療は喉頭鏡や気管支鏡での異物除去を優先しますが，それでも困難な際には開胸手術などを検討します．状況によっては体外式膜型人工肺（extracorporeal membrane oxygenation：ECMO）を導入してから異物除去術を行うこともあります[5]．

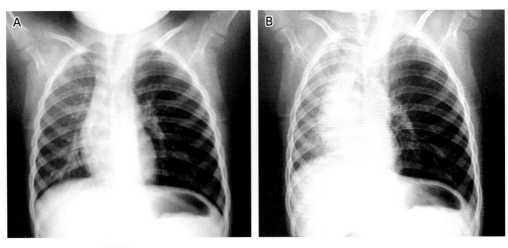

**図3** Holzknecht 徴候
吸気時（A），呼気時（B）の胸部X線画像．左主気管支に異物がある．
文献4, 図1より転載．

> **ここがポイント**
>
> Holzknecht 徴候などで気道異物を見逃さないようにしよう！

**症例のつづき**

　トリアージではSpO₂は低下していないが気道緊急をきたす緊急性が高い状態と判断し，まずは診察開始時にABCDEアプローチで発語があることを確認した．診察では咽頭部に軽度発赤があるものの，扁桃腫大などはなかった．前頸部に強い痛みがあるが，呼吸音に異常はなかった．経過から急性喉頭蓋炎を疑い，気道緊急をきたす可能性を考慮し耳鼻咽喉科にコンサルトした後，仰臥位にはせず気道確保の準備をして上級医と一緒に喉頭ファイバーを施行した．喉頭ファイバーでは喉頭蓋の腫大を認めたため，急性喉頭蓋炎と診断し耳鼻咽喉科へ入院となった．研修医の適切な対応と迅速なコンサルトで気道緊急を回避できた症例である．

## ■ おわりに

　気道緊急をきたす疾患は決して頻度は高くありませんが，適切な処置をしなければ致死的な転帰をもたらすこともあり，救急外来では診断/除外すべき疾患です．疑ったときは決して1人で対応せず，上級医と一緒に気道確保の準備をしながら対応しましょう．冷や汗をかくのが救急外来ではありません．冷や汗をかかずにすむことこそが，患者さんと医療従事者みんなにとってハッピーなことです．これからも一緒に勉強していきましょう．

## ■ 文　献

1）医學事始：咽頭痛へのアプローチ：http://igakukotohajime.com/

2）原 浩貴，山下裕司：咽頭痛—急性喉頭蓋炎，扁桃周囲膿瘍．耳鼻咽喉科・頭頸部外科，85：856-862, 2013
　　↑急性喉頭蓋炎と扁桃周囲膿瘍が例を用いて概説されています．

3）Fujiwara T, et al：Diagnostic accuracy of lateral neck radiography in ruling out supraglottitis：a prospective observational study. Emerg Med J, 32：348-352, 2015（PMID：25142034）
　　↑急性喉頭蓋炎の画像検査の感度・特異度について報告されています．

4）日本小児科学会：Injury Alert（傷害速報）．類似事例3 高分子吸水球の誤嚥による気管支異物（No.74 ビーズ型 芳香消臭脱臭剤の誤嚥による気道異物）．2021
　　https://www.jpeds.or.jp/uploads/files/injuryalert/0074_example3.pdf（2021年8月閲覧）

5）青景聡之，Hakan Kalzen：第48回 気道異物に対する短期ECMO-2症例の報告．ICUとCCU，40：238-240, 2016

6）Cirilli AR：Emergency evaluation and management of the sore throat. Emerg Med Clin North Am, 31：501-515, 2013（PMID：23601485）
　　↑killer sore throatについてまとまっています．

7）Li RM & Kiemeney M：Infections of the Neck. Emerg Med Clin North Am, 37：95-107, 2019（PMID：30454783）
　　↑深頸部感染として killer sore throat がまとまっています．

## ■ 参考文献・もっと学びたい人のために

1）Hsiao J & Pacheco-Fowler V：Videos in clinical medicine. Cricothyroidotomy. N Engl J Med, 358：e25, 2008（PMID：18509116）
　　↑外科的気道確保（輪状甲状間膜切開）のビデオがみられます．

Profile

生塩典敬（Noritaka Ushio）

前橋赤十字病院 高度救命救急センター 集中治療科・救急科 副部長
福岡徳洲会病院で初期研修後，株式会社麻生飯塚病院 救急部で後期研修を修了しました．その後は群馬県前橋市にある前橋赤十字病院でドクターヘリから救急外来，ICU，一般病棟管理までと，当科のモットーである「オールラウンダーな救急医」として急性期医療へ携わらせてもらっています．最近は，敗血症性DICを中心とした血液凝固異常のワールドに魅了されています．

【各論】

# COPD 増悪と喘息発作

堀田亘馬

① COPD 増悪，喘息発作の重症度を見誤ることなく，急性期対応をマスターしよう

② 急性期対応で体を動かしつつ，重症度に応じた治療ができているか考えよう

③ そもそもその診断で正しいのかを考えることも忘れないように

## ■ はじめに

　本稿では呼吸困難の原因として研修医が遭遇する頻度の高いCOPD（chronic obstructive pulmonary disease：慢性閉塞性肺疾患）増悪と喘息をとりあげます．重症度を判断し，そして動きながらも診断が適切かどうかを考える，いわゆる「動きながら考える」ことができるようにその双方の視点で解説します．

---

### 症例1

　68歳男性．20歳から1日20本の喫煙歴がある，2年前にCOPDと診断され，インダカテロールマレイン酸塩・グリコピロニウム臭化物（ウルティブロ®）を1回1カプセル，1日1回吸入していた．来院2日前より感冒症状が出現し，来院前日より38℃の発熱，呼吸苦が出現したため救急搬送となった．搬入時努力様呼吸を呈しており，呼吸数30回/分，血圧140/84 mmHg，脈拍96回/分，体温38.1℃，$SpO_2$ 94％（マスク酸素5L）であった．呼吸補助筋の使用を認め，胸部聴診では両側肺野でwheezeを聴取した．

　この患者さんはCOPD増悪だろうか？　どう診察を進めるべきか？

---

## 1 本当にその患者さんは「COPD増悪」ですか?

　COPD増悪の前に，COPDについておさらいしておきましょう．2021年の『Global Initiative for Chronic Obstructive Lung Disease（以下 GOLD）ガイドライン』[1]では，呼吸苦や慢性咳嗽，喀痰といった症状，かつ/または喫煙などの環境因子があればCOPDを考慮し，診断には気管支拡張薬吸入後のスパイロメトリーで$FEV_1/FVC < 70\%$が必要，とされています．もちろん，日本の『COPD診断と治療のためのガイドライン2018』[2]にも書かれているように，ほかの気流閉塞をきたしうる疾患の除外も必要です．

　今回のテーマであるCOPD増悪の定義は，GOLDガイドラインで「呼吸器症状の急性経過での増悪，かつ追加での治療を要するもの」と記載があるとおり，実は明確に基準といわれるものがありません．ただ，COPDの病態は気道の炎症，粘液産生の増加，そしてそれに伴って空気を肺胞内に取り込んでしまう（air trapping）ことであり，典型的な症状として喀痰の増加や粘稠性の増加，咳嗽，喘鳴，呼吸苦，などがあげられます．これらの症状がある場合はCOPD増悪と診断するヒントとなります．また，**COPD増悪は感染，あるいは大気汚染や気温といった環境因子などが誘因となりうる**ので，その日の診断のためだけでなく再発防止のためにも病歴聴取で誘因を探ることが重要です．

　また，もともとの閉塞性換気障害の程度や年間増悪回数の既往歴，現在の治療内容を確認することで入院後の吸入薬の変更へとつながるかもしれません．

## 2 COPD増悪の治療方針は，症状・身体所見・検査所見から総合的に判断!

　COPD増悪の重症度は，治療の強度から，表1のように分類されています．しかし，実際の目の前の患者さんの治療内容，入院の適応，ICU入室の適応，人工呼吸器の適応を考えるうえでは，その重症度分類よりも症状や表2のような身体所見，検査所見から総合的に判断していくのがよいでしょう．

　また呼吸不全の場合は状態の推移を確認するために動脈血液ガス分析のフォローを行います．

**表1 COPD増悪の重症度**

| 軽症 | 短時間作用性気管支拡張薬のみで対応可能な場合 |
|---|---|
| 中等症 | 短時間作用性気管支拡張薬に加え抗菌薬あるいは全身性ステロイドが必要な場合 |
| 重症 | 救急外来受診あるいは入院を必要とする場合 |

文献2を参考に作成．

**表2** COPD 増悪の評価事項

| | |
|---|---|
| 身体所見 | ・チアノーゼ<br>・胸鎖乳突筋や斜角筋などの呼吸補助筋の使用<br>・奇異性呼吸（横隔膜が筋疲労に陥ると吸気時に腹壁が逆に陥凹する）<br>・呼吸音<br>・下腿浮腫，頸静脈怒張などの右心不全徴候 |
| 検査所見 | ・動脈血液ガス分析による呼吸不全の有無や程度の確認<br>・血液検査による病変の程度や肺炎の合併の確認，他疾患の鑑別<br>・胸部X線による病変の程度や肺炎の合併の確認，他疾患の鑑別（必要に応じて胸部CT検査） |

文献2を参考に作成.

**表3** COPD 増悪との鑑別を要する疾患とその検査

| 疾患 | 検査 |
|---|---|
| 肺炎 | 胸部X線，血液検査 |
| 気胸 | 胸部X線，肺エコー |
| 胸水 | 胸部X線，肺エコー |
| 肺塞栓 | 下肢エコー，造影CT |
| 心原性肺水腫 | 胸部X線，心エコー，血液検査 |
| 不整脈 | 心電図 |

文献1を参考に作成.

### ここがポイント

　重症度はクリアカットに分かれるものではなく，あくまで治療方針を決める参考としての立ち位置です.

　一方，「呼吸器症状の急性経過での増悪」を呈する疾患はほかにもあるので，それらを念頭に置きつつ診療を進めなくてはなりません（表3）.

## 3 COPD 増悪の初期治療は何から進める

　初期診療は，バイタルサインの異常がないかどうかの確認から始まります. 酸素療法やNIV（noninvasive ventilation：非侵襲的換気）が必要かどうかをまず判断し，同時に「ABCアプローチ」を行っていくのがよいでしょう.

### 1）酸素療法

　原則は $PaO_2 \geqq 60$ Torr，あるいは $SpO_2 \geqq 90$ ％を目標に酸素投与を行いますが，安定期の $SpO_2 < 90$ ％である場合はその $SpO_2$ 値を治療目標の参考にしてもよいでしょう. $PaO_2$ が高すぎると $CO_2$ ナルコーシスのリスクが高まるため，Ⅱ型呼吸不全の場合には，酸素化

に留意しながらも低濃度の酸素投与から開始します．呼吸性アシドーシス（$PaCO_2 > 45$ Torr，かつ pH $< 7.35$ の場合）や呼吸努力が強い場合は，NIV の使用や気管挿管での人工呼吸管理を検討します．

 **ここがポイント**

NIV は呼吸不全の改善だけでなく，呼吸努力の軽減にも有用です．

## 2）薬物療法

薬物療法の基本は「ABCアプローチ」とよばれ，A（Antibiotics：抗菌薬），B（Broncho-dilators：気管支拡張薬），C（Corticosteroid：ステロイド）です．下記の処方例を参考に投与します．

### ❶ 抗菌薬の例

・セフトリアキソン（ロセフィン®）1 g or 2 g ＋生理食塩水 100 mL 1時間で投与
・アンピシリン・スルバクタム（スルバシリン®）3 g ＋生理食塩水 100 mL 1時間で投与
喀痰培養で緑膿菌の検出歴がある場合は以下も選択肢ですが，広域スペクトラムの抗菌薬は吟味してから使用しましょう．
・ピペラシリン・タゾバクタム（ゾシン®）4.5 g ＋生理食塩水 100 mL 1時間で投与

### ❷ 気管支拡張薬（SABA：short-acting β2-agonist，短時間作用性β2刺激薬）の例

・サルブタモール（ベネトリン）0.3 mL ＋生理食塩水 3 mL
・プロテカロール（メプチン®）1吸入
※上記のいずれかを1時間以上あけて吸入（気道攣縮が強く，心循環系の問題がなければ 30〜60分ごとも可能）．

### ❸ ステロイドの例

・メチルプレドニゾロン（ソル・メルコート）40 mg ＋生理食塩水 100 mL 1時間で投与
・プレドニゾロン（プレドニン®）40 mg 1日1回内服

経静脈的投与と経口投与では効果は同等とされていますが[1]，経口内服の錠数の多さからも入院を要する程度であれば経静脈的投与を検討してもいいでしょう．

 **ここがポイント**

実臨床では，ABC のなかでも最初に投与するのは気管支拡張薬です．ベネトリンの吸入をはじめつつ，抗菌薬とステロイド薬を準備するとスムーズです．

　病歴では，ここ2日間で喀痰の増加，粘稠度の増加があり，呼吸困難が悪化していることが判明した．動脈血液ガス分析ではpH 7.25，PaCO₂ 55 Torr，PaO₂ 85 Torr（マスク5 L）であり，典型的なCOPD増悪の症状を呈しており，Ⅱ型呼吸不全を呈していたことから重症のCOPD増悪と判断した．まずベネトリン®吸入を開始し，またⅡ型呼吸不全で努力呼吸が強かったためNIV〔F₁O₂ 100％→10分後に60％，IPAP（吸気気道陽圧）8 cmH₂O，EPAP（呼気気道陽圧）4 cmH₂O〕を開始した．30分後の動脈血液ガス分析ではpH 7.36，PaCO₂ 43 Torr，PaO₂ 104 Torrと著明な改善を認め，呼吸努力も軽減した．胸部X線写真では，左下肺野に浸潤影を認めた．セフトリアキソン1 g＋生食100 mL，ソル・メルコート40 mg＋生食100 mLを順次投与した後，入院となった．

　22歳男性．小児喘息の既往があり，小学生時に複数回入院歴がある．コントローラーの吸入薬を使用していたが，高校生以降喘息発作の回数が減り，ときおり喘鳴が出る程度で通院が途絶えていた．卒業後に工場関係の仕事に就職し，何度か喘鳴が出現していたが様子をみていた．来院2日前，感冒症状が出現した．来院当日の朝より呼吸苦，喘鳴が出現し，歩行困難となったため救急要請し当院搬送となった．

　喫煙歴なし．工場では粉塵が舞うような作業もときおりしている．

　来院時血圧120/70 mmHg，脈拍115回/分，呼吸数32回/分，体温36.9℃，SpO₂ 95％（マスク酸素5 L）．

　質問に対して単語で答えることはできるが文章を言えるほど息がもたない．両側呼吸音は減弱し，全呼気時にwheezeを聴取した．

　呼吸困難の原因は何が考えられるだろうか？どう診察を進めるべきか？

## 4 本当にその患者さんは「喘息発作」ですか？

　喘息も前述のCOPDと同様，喘息なのかどうか？を念頭に置きつつ診療しないと，落とし穴にはまることがあります．安静時の呼吸でwheezeが聴取されない場合は，患者さんに息を強く吐いてもらい強制呼気でもwheezeが聴取されないか確認するようにしましょう．喘息で聴取されるwheeze（呼気性喘鳴）ではなくstridor（吸気性喘鳴）であれば喉頭蓋炎や気道異物などが鑑別にあがります．咳嗽の鑑別なら上気道炎や百日咳などの感染症，感冒後咳嗽，胃食道逆流症（gastroesophageal reflux disease：GERD）などもあります．表3の「COPD増悪との鑑別を要する疾患とその検査」の鑑別疾患も参考にしてください．

　これらを頭の片隅に置きつつ，もともとの喘息のコントロールや喘息発作による入院・救急外来受診の有無，呼吸不全や気管挿管の既往の有無，心肺疾患および合併症の有無，また発作が生じる因子の検索として環境因子（職業，自宅の建築情報，ペット，喫煙），薬剤歴（特にNSAIDsなどのアスピリンを使用していないか），アレルギー歴などを聞いてい

表4　喘息発作の強度と目安となる発作治療ステップ

| 発作強度 | 呼吸困難 | 動作 | 検査値（気管支拡張薬投与後） | | | | 発作治療ステップ |
|---|---|---|---|---|---|---|---|
| | | | PEF | SpO₂ | PaO₂ (Torr) | PaCO₂ (Torr) | |
| 喘鳴／（胸苦しい） | 急ぐと苦しい動くと苦しい | ほぼ普通 | ≧80％ | ≧96％ | 正常 | ＜45 | 発作治療ステップ1 |
| 軽度（小発作） | 苦しいが横になれる | やや困難 | | | | | |
| 中等度（中発作） | 苦しく横になれない | かなり困難，かろうじて歩ける | 60〜80％ | 91〜95％ | ＞60 | ＜45 | 発作治療ステップ2 |
| 高度（大発作） | 苦しくて動けない | 歩行不能会話困難 | ＜60％ | ≦90％ | ≦60 | ≧45 | 発作治療ステップ3 |
| 重篤 | 呼吸減弱チアノーゼ呼吸停止 | 会話不能，体動不能，意識障害，錯乱，失禁 | 測定不能 | ≦90％ | ≦60 | ≧45 | 発作治療ステップ4 |

文献3より改変して転載.

きます．もちろん家族から情報を得ることもたいへん重要です．

　喘息の治療は，外観での症状や呼吸不全による発作の重症度に応じて『喘息予防・管理ガイドライン2018』[3] をもとに発作治療ステップを判断します（表4）．特にSABA，ステロイドは使用頻度が高いので，以降の解説のとおり薬剤までおさえておくようにしましょう．

## 5 喘息発作の治療薬はどう選択する？

　喘息発作と診断したら，呼吸困難の程度や会話の困難さ，SpO₂をまずチェックし，下記のとおり発作強度に応じた発作治療ステップに従って早急に治療を行っていきます．

### ❶ SABA吸入の例

・プロテカロール〔メプチンエアー®（10 µg/puff）〕を2吸入，20分おきに2回反復可
〈もともとシムビコート®使用者の場合〉
・ブデゾニド/ホルモテロール（シムビコート®）発作時に1吸入，数分間経過しても改善なければ1吸入追加

#### ここがポイント

　もともとシムビコート®を使用している患者さんであれば，軽度の発作ならシムビコート®を発作に使用できる（SMART療法：Symbicort maintenance and reliever therapy）．

## ❷ SABA 吸入ネブライザーの例

・サルブタモール（ベネトリン0.3 mL）＋生理食塩水 3 mL，20〜30分おきに2〜3回反復投与可

## ❸ ステロイド点滴（初回投与では1時間かけて点滴投与を推奨）[3]

・ベタメタゾン（リンデロン®：リン酸エステル）4〜8 mg＋生理食塩水 100 mL
・デキサメタゾン（デカドロン®：リン酸エステル）6.6〜9.9 mg＋生理食塩水 100 mL
※アスピリン喘息の可能性がないことが判明している場合
・ヒドロコルチゾン（ソル・コーテフ®：コハク酸エステル）200〜500 mg＋生理食塩水100 mL
・メチルプレドニゾロン（ソル・メルコート：コハク酸エステル）40 mg〜125 mg＋生理食塩水100 mL を必要に応じて4〜6時間ごと
〈経口の場合〉
・プレドニゾロン（プレドニン®）0.5 mg/kg/日 1日1回内服

　なお，上記はいずれも初回投与量であり，2回め以降はヒドロコルチゾンは100〜200 mg，メチルプレドニゾロンは40〜80 mg/回とされているので用量に注意してください．

## ❹ アドレナリン皮下注射

・0.1％アドレナリン（ボスミン®）0.1〜0.3 mL皮下注射
必要に応じて20〜30分間隔で反復投与可，3回まで

## ❺ マグネシウム点滴

　『喘息予防・管理ガイドライン2018』[3] を参考に作成した表5には載っていませんが，GLOBAL INITIATE FOR ASTHMA（以下GINA）のガイドライン[4] をもとに，重症例でかつ初期治療に反応しない発作であれば，マグネシウム製剤の点滴も考慮します．

・硫酸マグネシウム20 mg 1 A＋生理食塩水50 mL 1時間で投与

　アミノフィリン点滴に関しては，『喘息予防・管理ガイドライン2018』では記載がありますがGINAでは記載されておらず，中毒の懸念や専門家の意見が必要となることもあるため，本稿では割愛します．

**表5** 喘息の発作治療ステップ

| | 治療 | 対応の目安 |
|---|---|---|
| 発作治療ステップ1 | ・SABA吸入<br>・シムビコート®吸入追加（SMART療法施行時） | 医師による指導のもとで自宅治療可 |
| 発作治療ステップ2 | ・SABAネブライザー反復<br>・酸素吸入（SpO₂ 95%前後を目標）<br>・ステロイド全身投与<br>・アミノフィリン点滴静注併用可<br>・0.1%アドレナリン（ボスミン®）皮下注使用可 | 救急外来<br>2～4時間で反応不十分，1～2時間で反応なし→入院<br>入院治療：高度喘息症状としてステップ3を施行 |
| 発作治療ステップ3 | ・SABAネブライザー反復<br>・酸素吸入（SpO₂ 95%前後を目標）<br>・ステロイド全身投与<br>・アミノフィリン点滴静注併用可<br>・0.1%アドレナリン（ボスミン®）皮下注使用可<br>・吸入短時間作用性抗コリン薬（SAMA）併用可 | 救急外来<br>1時間以内に反応なければ入院治療<br>悪化すれば重篤症状の治療へ |
| 発作治療ステップ4 | ・ステップ1～3の治療を継続<br>・症状，呼吸状態悪化で挿管，人工呼吸器管理<br>・酸素吸入にもかかわらず，PaO₂ 50 Torr以下および/または意識障害を伴う急激なPaCO₂の上昇→人工呼吸器管理<br>・全身麻酔（イソフルラン，セボフルラン）を考慮 | 直ちに入院，ICU管理 |

SABA：short-acting β agonist（短時間作用性β₂刺激薬），SAMA：short-acting muscarinic antagonist（短時間作用性抗コリン薬），SMART療法：Symbicort maintenance and reliever therapy
文献3より改変して転載.

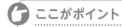

### 症例2のつづき

　もともと喘息の既往があり，苦しくて動けない程度の呼吸困難，会話困難，さらに酸素3L吸入しているなかでSpO₂ 95%であったことから気管支喘息の大発作と判断した．すぐにベネトリン吸入を行ったところ呼吸困難感は著明に改善し，SpO₂ 98%（酸素鼻カニューレ1L）まで改善した．胸部聴診では両側呼気終末のwheezeが残存していたため，20分後に再度ベネトリン吸入を行った．またこれまでNSAIDsや市販の感冒薬を使用しても喘息が増悪しなかったことを確認し，ソル・コーテフ®200 mg＋生食100 mLを投与した．安静時の症状は改善したが，軽労作で呼吸苦やwheezeの増悪を認めたため，呼吸器内科にコンサルトし入院となった．

### ここがポイント

　喘息発作の軽症であれば，前述のように必ずしも入院を要しません．初期対応として救急外来でベネトリン吸入を行い，改善した場合は，発作時のメプチンエアー®吸入，0.5 mg/kgのプレドニゾロン内服を処方のうえ翌日かかりつけ受診を指示するのも1つです．

## おわりに

　いかがでしたでしょうか？ COPD増悪や喘息発作では，あまりじっくり考えている余裕がないことも多いです．高齢者の疾患となれば，いずれも心不全の鑑別と迷う場面もあるかもしれませんし，軽症だと思いきや経時的に悪くなってくるケースもあります．評価・治療を進めながら「この治療が正しいか」を考え，さらに評価・治療を進めていってくださいね．

## 文　献

1 ）Global Initiative for Chronic Obstructive Lung Disease：Global Strategy for the Diagnosis, Management and Prevention of Chronic Obstructive Pulmonary Disease 2021 Report. 2020
2 ）「COPD（慢性閉塞性肺疾患）診断と治療のためのガイドライン2018 第5版」（日本呼吸器学会COPDガイドライン第5版作成委員会/編），メディカルレビュー，2018
3 ）「喘息予防・管理ガイドライン2018」（日本アレルギー学会喘息ガイドライン専門部会/監），協和企画，2018
4 ）Global Initiative for Asthma（GINA）：Global Initiative for Asthma（GINA）Pocket Guide for Asthma Management & Prevention 2021. 2021

Profile

堀田亘馬（Koma Hotta）

愛仁会高槻病院 総合内科
京都府立医科大学卒，麻生飯塚病院で初期研修，総合診療科で専攻医を修了．2020年度同科チーフレジデント．2021年4月より現職．2020年7月より米国内科学会日本支部Resident-Fellow Committee委員長を務めており．「若手で内科を盛り上げる」べく勉強会などを企画しています．

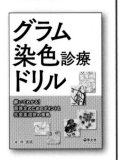

## 【各論】
# 肺炎

山本一太

---

① 肺炎は高齢者の common disease． 典型的な症状がなくても疑おう

② 市中肺炎をみたら敗血症の可能性も考える

③ 抗菌薬投与の前には必ず起因菌の推定を!

---

## はじめに

　　肺炎は救急外来で頻繁に遭遇する common disease です． 本稿ではそのなかでも市中肺炎について解説していきたいと思います． とはいえ，市中肺炎のすべてを本稿のみで解説するのは困難なので，特に日常診療で注意してほしいポイントについて的を絞ってお伝えします．

## 1 市中肺炎の診断

### 1）典型例だとイメージどおり!?

#### 症例1

　　52歳男性． 特記すべき既往歴なし． 来院3日前より呼吸困難，咳嗽，膿性痰があり，症状が増悪したため救急要請． X線で両下肺の浸潤影があり，喀痰のグラム染色ではグラム陽性双球菌がみられた．

　　以上から細菌性肺炎と診断し，抗菌薬治療を開始した． その後酸素飽和度を保つことが困難となり，気管挿管し集中治療室に入室した．

**来院時バイタルサイン**：意識GCS 15（E4V5M6），呼吸数48回/分，脈拍数129回/分，血圧145/89 mmHg，体温38.4℃，SpO2 88%（酸素10 L/分吸入下）．

| 表1 | 高齢者で肺炎を鑑別にあげるべき非特異的症状 |
| --- | --- |

| | |
| --- | --- |
| ・混乱 | ・失禁 |
| ・せん妄 | ・くり返す転倒 |
| ・見当識障害 | ・脱力 |
| ・食思不振 | ・活気低下 |

文献2より作成.

　症例1は典型的な重症の市中肺炎の一例です．市中肺炎で最も多い症状は咳嗽（80～90％）です．呼吸困難（70％）や喀痰，胸膜痛（いずれも約50％）も一般的です[1]．いわゆる肺炎のイメージどおりですよね？ 呼吸器症状に加えて発熱やバイタルサインの異常，聴診所見，そして画像所見などを合わせて総合的に判断します．

## 2）高齢者の市中肺炎はクセがある

### 症例2

　90歳男性．糖尿病の既往歴あり．来院前日より食思不振，活気低下があり．普段よりも口数が少ないとのことで救急外来を受診．
**来院時バイタルサイン**：意識GCS 14（E3V5M6），呼吸数24回/分，脈拍数89回/分，血圧123/74 mmHg，体温37.2℃，SpO2 94％（room air）．

　いかがですか？ この方も結果は市中肺炎でした．症例1と比較すると典型的な症状がありませんね．高齢になるほど患者さんの訴える肺炎症状は減ります．例えば高齢者の肺炎は25～55％が無熱で，発熱と咳嗽両方ある患者は35％のみという報告があります[2]．また通常は肺炎とは考えにくい症状を呈することがあります（表1）．意識障害で受診する肺炎患者は25～55％います[2]．肺炎は高齢者のcommon diseaseであることを意識し，説明のつかない非特異的な症状がある場合，必ず鑑別診断にあげましょう．

 **ここがポイント**
　高齢者の説明のつかない非特異的症状では必ず肺炎を考える．

# 2 敗血症の可能性は？

### 症例3

　60歳男性．糖尿病と慢性腎不全の既往歴あり．来院2日前から発熱，咳嗽，徐々に増悪する呼吸困難があり来院．
**来院時バイタルサイン**：意識GCS 14（E3V4M6），呼吸数26回/分，脈拍数129回/分，血圧88/52 mmHg，体温39.4℃，SpO2 88％（room air）．胸部X線で右肺野に大葉性肺炎を認めた．

**表2** qSOFA（quick SOFA）

> GCS＜15
> 呼吸数≧22回/分
> 収縮期血圧≦100 mmHg

感染症もしくは感染症の疑いがあり，
3項目中2項目以上で敗血症の可能性.

　この症例も市中肺炎でしたが，意識が悪く，呼吸が早く，血圧が低い…そう，敗血症ですね！！ バイタルサインの異常では敗血症を疑いましょう．肺炎は敗血症の原因で最多であり，特に注意が必要です．敗血症のスクリーニングにはqSOFA（quick SOFA，**表2**）が用いられますが，2項目以上を満たさないからといって軽症とは限りませんので，慎重に対応しましょう.

> 👉 **ここがポイント**
> ----
> 　バイタルサインの異常では敗血症を疑い，特に肺炎は最多の原因である．必ず敗血症の可能性を考慮する.

## 3 重症度評価を診療に生かす

### 1）重症度を評価するには？

　市中肺炎の診断をしたら重症度を評価します．重症度を判定するスコアリングは30日予後予測をするためのツールですが，入院適応や病棟もしくはICUで治療するのかを判断する助けになります．CURB-65やPneumonia Severity Index（PSI），A-DROPを用います（**表3，4**）[3〜5]．A-DROPはCURB-65とほぼ同等の診断精度です．項目が多いものもありますが，スマホやタブレットにMDCalc（https://www.mdcalc.com/）のような便利なアプリを入れておけば手早く計算することができますよ！！

### 2）軽症なら全員帰宅可能！？

　敗血症やスコアリングで重症以上に分類される場合，重症管理が必要になるためICUやこれに準ずる病棟での治療が推奨されています[4]．一方，低スコアで軽症に分類された場合，入院不要と短絡的に考えがちです．この場合果たして本当に帰宅させてよいのでしょうか？？ CURB-65は偽陰性が高いことが知られています．試しに集中治療室に入室した**症例1**の患者さんのA-DROPとCURB-65を計算してみます．この方は腎機能障害がありませんでした．よってどちらのスコアも1点です．救急から入院した患者のうちCURB-65で1点以下だった患者の15.6％が48時間以内にICUに入室したという研究もあります[7]．一方でPSIも若年者では重症度を低く見積る可能性があります[5]．スコアが低い場合重症患者をアンダートリアージしている可能性があり，必ず帰宅させてよいとは限らないのです．そのためスコアリングのみで入院の要否を判断せず，**臨床的判断に追加する形で用い**

**表3** CURB-65 score

| Confusion | 意識変容 |
|---|---|
| Uremia | BUN ≧ 20 mg/dL |
| Respiratory rate | 呼吸数≧ 30 回 / 分 |
| Blood pressure | 収縮期血圧＜ 90 mmHg もしくは拡張期血圧≦ 60 mmHg |
| 65 | 年齢≧ 65 歳 |
| **30日死亡率**：0項目…0.7 %，1項目…2.1 %，2項目…9.2 %，3項目…14.5 %，<br>4項目…40 %，5項目…57 % ||
| **診療方針**：0〜1項目…外来治療，2項目…一般病棟，3項目以上…ICU ||

文献3，6をもとに作成.

**表4** A-DROP システム

| A（**A**ge） | 男性70 歳以上，女性75 歳以上 |
|---|---|
| D（**D**ehydration） | BUN 21 mg/dL 以上または脱水あり |
| R（**R**espiration） | SpO$_2$ 90 ％以下（PaO$_2$ 60 Torr 以下） |
| O（**O**rientation） | 意識変容あり |
| P（Blood **P**ressure） | 血圧（収縮期）90 mmHg |
| **軽　症**：上記5つの項目のいずれも満たさないもの. <br>**中等度**：上記項目の1つまたは2つを有するもの. <br>**重　症**：上記項目の3つを有するもの. <br>**超重症**：上記項目の4つまたは5つを有するもの. <br>　　　　　ただし，ショックがあれば1項目のみでも超重症とする. ||

文献4より引用.

ましょう[5]．患者さんによっては，一人暮らしで家族のサポートがなかったり，経口摂取が困難だったり，心不全やCOPD（慢性閉塞性肺疾患）などの併存疾患を抱えていたりします．帰宅可能かどうかは必ず目の前の患者さんが帰宅後に問題なく生活を送れるかどうかを想像して判断するようにしたいですね．

 **ここがピットフォール**

　重症度評価で軽症に分類＝帰宅可能とは限らない．

# 4 治療につなげる1ステップ

## 1）起因菌の推定はどうしていく？

### ❶ 市中肺炎の起因菌を考える

　いざ肺炎と診断したら治療をはじめたいところですが，感染症診療の原則に則り必ず起因菌を推定してから抗菌薬を選択しましょう．市中肺炎の一般的な起因菌を知っておくことが大切です．日本で市中肺炎の起因菌として最も多いのはもちろん肺炎球菌です．それ

**表5** 市中肺炎における細菌性肺炎と非定形肺炎の鑑別項目

1) 年齢60歳未満
2) 基礎疾患がない，あるいは軽微
3) 頑固な咳がある
4) 胸部聴診上所見が乏しい
5) 痰がない，あるいは迅速診断法で原因菌が証明されない
6) 末梢血白血球数が 10,000/μL 未満である

肺炎マイコプラズマおよびクラミジア属で検討されたもの.
1)～6) の6項目を使用した場合
　　4項目以上で非定形肺炎の疑い：感度 77.9 %，特異度 93.0 %
1)～5) の5項目を使用した場合
　　3項目以上で非定形肺炎の疑い：感度 83.9 %，特異度 87.0 %
文献4より引用.

に加えてインフルエンザ菌や *Moraxella catarrhalis*，クレブシエラも上位の起因菌です[4]. また起因菌を推定するために喀痰培養検査，喀痰グラム染色を活用しましょう. 過去の培養検査の結果も参考にします. 記録があれば**過去に検出された耐性菌の有無もわかるので必ずチェックしましょう**.

### ❷ 非定形肺炎の鑑別

クラミジアやマイコプラズマ，レジオネラなどの非定形肺炎も市中肺炎の起因菌として有名です. 治療にあたり細菌性肺炎と非定形肺炎を区別する必要があります. 両者を鑑別するために表5の項目が有用です. この項目は比較的有用ですが，レジオネラ肺炎は考慮されていません.

### ❸ 大葉性肺炎ではレジオネラも鑑別に

**症例4**

39歳男性. 来院4日前から全身の関節痛出現. 40℃を超える発熱と悪寒戦慄，下痢が出現. 近医でインフルエンザ迅速検査，SARS-COV2-PCR 陰性. 発熱，関節痛が持続するため受診. **来院時バイタルサイン**：意識 GCS15（E4V5M6），呼吸数 24 回 / 分，脈拍数 98 回 / 分，血圧 120/60 mmHg，体温 39.8℃，SpO2 96 %. 胸部X線で右大葉性肺炎あり.

レジオネラの病歴はエアロゾル曝露や土壌関連の病歴が有名ですが，そのような病歴がないこともあります. 頭痛，関節痛，筋肉痛，食思不振など非特異的な症状や，嘔吐，腹痛，下痢などの消化器症状，意識障害などの神経症状といった**肺外症状**に注目します（表6）[8]. また比較的徐脈や電解質異常（低ナトリウム血症，低リン血症），CK 上昇をみて疑うこともあります. 診断は尿中抗原を頼りにすることが多いですが，たとえ陰性でも事前確率が高いときは否定できません. 紙幅の都合で詳しく紹介できませんが，WUH（Winthrop-University Hospital）スコアリング[9] に含まれている項目を参考に症状や検査所見をよく吟味しましょう. **症例4**では肺外症状が主で，胸部X線で大葉性肺炎がありレジオネラ尿中抗原を提出したところ陽性となり診断に至りました.

表6 レジオネラ症の症状

| | | | |
|---|---|---|---|
| 発熱＞38.8℃ | 67〜100％ | 神経症状 | 38〜53％ |
| 咳嗽 | 41〜92％ | 筋肉痛，関節痛 | 20〜43％ |
| 悪寒 | 15〜77％ | 下痢 | 19〜47％ |
| 呼吸困難 | 36〜56％ | 胸痛 | 14〜50％ |
| 発熱＞40℃ | 21〜62％ | 頭痛 | 17〜43％ |
| | | 嘔気，嘔吐 | 9〜25％ |

文献8をもとに作成.

### ❹ 必ず結核も忘れないで

**症例5**

　77歳男性．ADL全介助で施設入所中．来院前日より摂食不良，活気低下あり．来院当日嘔吐，SpO2低下があり施設から搬送.
**来院時バイタルサイン**：呼吸数24回/分，脈拍数84回/分，血圧90/40 mmHg，体温37.4℃，SpO2 99％．腹部CTで閉塞機転のない拡張した腸管があり，麻痺性イレウスと診断した．胸部CTで右上葉に空洞を伴った腫瘤と粒状影を認めた.

　日本は結核の中蔓延国であるため，特に高齢者では市中肺炎を診断したら必ず一度は結核を疑います．結核への曝露歴や治療歴を病歴で聴取するとともに，入院時に喀痰が採取できた場合，抗酸菌培養も考慮します．血痰や市中肺炎にしては経過が長い場合も注意が必要です．胸部X線や胸部CTで上肺野優位の粒状影や空洞病変がある場合，陰圧個室での隔離を検討します．本症例は市中肺炎ではありませんが，高齢者や施設入所の方はこのように偶発的に診断されることがあり，常に疑いの目を光らせましょう！！

 **ここがピットフォール**
　　肺炎（特に高齢者）では一度は結核の可能性を考えて.

## 2）抗菌薬選択の際に気をつけることは？
### ❶ 抗菌薬選択の原則

　抗菌薬選択に関して私が先輩方からいわれて大切にしている抗菌薬の5原則を提示します（表7）．この原則と勤務している病院や地域の耐性菌の頻度（アンチバイオグラム）をもとに抗菌薬を選択しましょう.

 **ここがポイント**
　　抗菌薬選択の際に「抗菌薬の5原則」を念頭におこう！

### ❷ エンピリックに治療する場合の注意ポイント

　細菌性肺炎の抗菌薬選択の大前提として肺炎球菌のカバーを外さないことが大切です.

**表7　抗菌薬の5原則**

1) 対象となる臓器に適切に移行し
2) 目的とする菌に有効であり（スペクトラム）
3) 国民皆保険をかんがみ安価で
4) 副作用を避けるためにも安全で
5) 常在菌群をいじめることのないよう，極力狭域

特にエンピリックに治療する際に**重症化するリスクの高い肺炎球菌のカバーは絶対に必要**です．入院診療の場合は，重症度や地域のアンチバイオグラムを考慮し，PRSP（penicillin-resistant *Streptococcus pneumoniae*：ペニシリン耐性肺炎球菌）をカバーするか考えます．私は外来でエンピリックに内服薬で治療する場合，アモキシシリン/クラブラン酸とアモキシシリンを併用し（いわゆるオグサワ），入院の場合セフトリアキソンで治療をすることが多いです．

**【処方例】**
**〈内服の場合〉**
患者さんの状態や就寝前の服薬コンプライアンスを考慮し以下で調整．
・クラブラン酸・アモキシシリン（オーグメンチン配合錠250RS）1回1錠　1日3～4回 毎食後 内服
・アモキシシリン（サワシリン®カプセル250）1回1カプセル　1日3～4回 毎食後 内服
**〈入院の場合〉**
患者さんの年齢や体格を考え以下で調整．
・セフトリアキソン 1～2 g 12～24 時間おき 静注

 **ここがポイント**
　エンピリックに治療する細菌性肺炎では肺炎球菌のカバーを外さない．

### ❸ 投与する前のチェック！！

　さて抗菌薬を決めたら投与しますが，その前に最終チェックをしましょう．私が投与前に最終確認するのは，**過去のアレルギー歴**，過去培養で検出されている**耐性菌の有無**，そして腎（肝）排泄の薬剤であれば**腎機能**（肝機能）です．過去培養は最初に抗菌薬を決定する際に確認していますが，うっかり忘れないように必ずチェックします．

## ■ おわりに

　短いなかにさまざまなエッセンスを詰め込みすぎたかもしれません．1稿ではとてもま
とめきれないのが肺炎の奥深さです．なるべく救急医目線で記事を書きましたので，これ
が皆さまに少しでも役立てば幸いです．

## ■ 文　献

1）DeLaney M & Khoury C：Community-acquired pneumonia in the emergency department. Emerg Med
Pract, 23：1-24, 2021（PMID：33476506）
　↑救急医に必要な肺炎の知識が一通りまとまっている．

2）Henig O & Kaye KS：Bacterial Pneumonia in Older Adults. Infect Dis Clin North Am, 31：689-713, 2017
（PMID：28916385）
　↑高齢者の細菌性肺炎についてのナラティブレビュー．こちらもエビデンスがよくまとまっている．

3）Lim WS, et al：Defining community acquired pneumonia severity on presentation to hospital：an interna-
tional derivation and validation study. Thorax, 58：377-382, 2003（PMID：12728155）
　↑CURB-65の元文献．

4）「成人肺炎診療ガイドライン2017」（日本呼吸器学会成人肺炎診療ガイドライン2017作成委員会／編），日本呼吸器
学会，2017
　↑日本呼吸器学会の肺炎診療ガイドライン．わかりやすい！！

5）Metlay JP, et al：Diagnosis and Treatment of Adults with Community-acquired Pneumonia. An Official
Clinical Practice Guideline of the American Thoracic Society and Infectious Diseases Society of America.
Am J Respir Crit Care Med, 200：e45-e67, 2019（PMID：31573350）
　↑米国胸部学会と米国感染症学会による肺炎ガイドライン．まとまっている！！

6）Rider AC & Frazee BW：Community-Acquired Pneumonia. Emerg Med Clin North Am, 36：665-683, 2018
（PMID：30296998）
　↑市中肺炎のナラティブレビュー．広く浅くまとまっている．

7）Ilg A, et al：Performance of the CURB-65 Score in Predicting Critical Care Interventions in Patients
Admitted With Community-Acquired Pneumonia. Ann Emerg Med, 74：60-68, 2019（PMID：30078659）
　↑CURB-65が低スコアでもICU入室する！！

8）Cunha BA, et al：Legionnaires' disease. Lancet, 387：376-385, 2016（PMID：26231463）
　↑不明熱？感染症？の大家のCunha先生のレジオネラのレビュー文献．

9）Gupta SK, et al：Evaluation of the Winthrop-University Hospital criteria to identify Legionella pneumonia.
Chest, 120：1064-1071, 2001（PMID：11591540）
　↑WUHスコアリングに含まれている項目は重要な所見です．

Profile

山本一太（Ichita Yamamoto）
沖縄県立中部病院 救急科
日本救急医学会救急科専門医
救急診療がカバーする範囲が広すぎるのと，自分がへっぽこすぎるの
で，今でも1勤務に必ず1つは新しい学びがあります．

# 【各論】
# 急性心不全

新井順也

① 心不全は120万人程度が罹患しているcommon diseaseである

② 初期対応では，① 病態 ② 基礎心疾患 ③ 増悪因子を評価する

③ クリニカルシナリオ (CS)，Nohria-Stevenson分類を用いて治療戦略を考える

## はじめに

　急性心不全とは「心臓の構造的および／あるいは機能的異常が生じることで，心ポンプ機能が低下し，心室の血液充満や心室から末梢への血液の駆出が障害されることで，種々の症状・徴候が複合された症候群が急性に出現あるいは悪化した病態」と定義されています[1]．現在わが国の心不全患者数は120万人程度とされ，年々増加しています．また，循環器疾患診療実態調査（JROAD）[2] によると，2019年度には年間29万人が心不全で入院し，そのうち急性心不全の患者は13万人で，さらに2万人を超える心不全患者が入院中に亡くなっています．このように心不全はcommon diseaseであり，予後不良な疾患です．救急外来でも対応することの多い急性心不全について，一緒に学んでいきましょう．

### 症例

　66歳男性．高血圧の既往と喫煙歴（20本／日，20歳から）がある．

　来院1カ月前から下腿浮腫を自覚，10日前から労作時呼吸困難も出現し徐々に増悪していた．来院当日の夜間に呼吸困難のため覚醒し，症状が改善しないため救急要請し搬送された．

　意識 JCS I -1，血圧 162/95 mmHg，心拍数 98回／分，SpO2 92％（鼻カニューレ2 L/分），呼吸数 18回／分，体温 36.3℃．頸静脈怒張と両下腿浮腫を認め四肢の冷感は認めない．聴診で両側水泡音とⅢ音を認めるがその他心雑音は認めない．

**血液検査**：WBC 5,100/μL，Hb 12.4 g/dL，Plt 29.8 × $10^4$/μL，BUN 22 mg/dL，Cre 0.54 mg/dL，eGFR 72 mL/分/1.73 $m^2$，Na 134 mEq/L，K 4.2 mEq/L，Cl 99 mEq/L，CK 132 U/L，高感度心筋トロポニンI 0.008 ng/mL，BNP 485 pg/mL

**動脈血液ガス分析**：pH 7.38，$PaO_2$ 64 Torr，$PaCO_2$ 34 Torr，$HCO_3^-$ 20.1 mEq/L

**胸部X線**：肺うっ血あり，両側肋骨横隔膜角は鈍，心胸郭比54％

**心電図**：心拍数94/分，洞調律，V5-6で軽度のST低下

**心エコー**：visual EF 55～60％，軽度僧帽弁閉鎖不全，軽度三尖弁閉鎖不全，下大静脈は拡張し呼吸性変動なし

今後どのように診断し，初期治療を開始すればいいだろうか？

# 1 急性心不全の対応

　　救急外来で出合う患者全般的にいえることかもしれませんが，急性心不全では時間軸を意識した対応が大切であり，ガイドライン[1]でもその点について記載があります．実際にわが国の急性心不全のデータであるREALITY-AHF[3]や米国のADHERE[4]からも早期に利尿薬，血管作動薬による治療介入を行うと院内死亡率が改善すると報告されており，早期診断・早期介入の重要性が示されています．

　　診断は，病歴・症状・身体所見と血液検査や画像検査を組合わせて総合的に判断します．診断と並行しながら心不全の原因を評価し，さらには治療を行いますが，これらを効率的に行うために，① 病態，② 基礎心疾患，③ 増悪因子の3つの要素を評価しながら初期対応する必要があります．

# 2 急性心不全の診断

　　急性心不全による自覚症状・身体所見（表1）として，左心不全では呼吸困難や起座呼吸，湿性ラ音やⅢ音・Ⅳ音を認め，右心不全では浮腫や腹満感，頸静脈怒張や肝腫大を認

**表1　心不全の自覚症状，身体所見**

| | | うっ血による自覚症状と身体所見 | | |
|---|---|---|---|---|
| 左心不全 | 自覚症状 | 呼吸困難，息切れ，頻呼吸，起座呼吸 | | |
| | 身体所見 | 水泡音，喘鳴，ピンク色泡沫状痰，Ⅲ音やⅣ音の聴取 | | |
| 右心不全 | 自覚症状 | 右季肋部痛，食思不振，腹満感，心窩部不快感 | | |
| | 身体所見 | 肝腫大，肝胆道系酵素の上昇，頸静脈怒張，右心不全が高度なときは肺うっ血所見が乏しい | | |
| | | 低心拍出量による自覚症状と身体所見 | | |
| 自覚症状 | | 意識障害，不穏，記銘力低下 | | |
| 身体所見 | | 冷汗，四肢冷感，チアノーゼ，低血圧，乏尿，身の置き場がない様相 | | |

日本循環器学会/日本心不全学会合同ガイドライン：急性・慢性心不全診療ガイドライン（2017年改訂版）
https://www.j-circ.or.jp/cms/wp-content/uploads/2017/06/JCS2017_tsutsui_h.pdf（2021年8月閲覧）より転載.

めます．また，低灌流により意識障害・不穏や四肢冷感を認めます．

　　血液検査ではBNPあるいはNT-proBNPを測定し，BNP≦100 pg/mLもしくは
NT-proBNP≦400 pg/mLの場合は急性心不全の可能性は低いとされます．X線検査，CT，
心エコーでは肺うっ血，胸水の評価が可能です．特定の症状や身体所見のみでは心不全と
診断することは難しく，検査所見を含めて総合的に診断します．

## 3　初期対応で評価する3つの要素

### 1）病態

　　急性心不全の原因はさまざまですが，病態は心原性肺水腫（肺うっ血），全身的な体液貯
留（体うっ血），低心拍出・低灌流の大きく3つに分けられます．これらの病態を収縮期血
圧と身体所見から迅速に把握し，クリニカルシナリオ（CS）[5] あるいはNohria-Stevenson
分類[6] を用いて分類（図）し，後述する急性心不全の治療方針に役立てます．

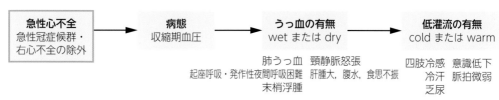

【クリニカルシナリオと治療指針】

収縮期血圧
（mmHg）

| | クリニカルシナリオと治療指針 |
|---|---|
| 140 | **クリニカルシナリオ1（肺水腫）**<br>血管拡張薬 ± 利尿薬 |
| 100 | **クリニカルシナリオ2（体液貯留）**<br>利尿薬 + 血管拡張薬 |
| 90 | **クリニカルシナリオ3（低心拍出）**<br>・体液貯留がない場合は容量負荷<br>・強心薬で改善がない場合は血行動態評価<br>・低血圧・低灌流が持続する場合は<br>　血管収縮薬<br><br>**心原性ショック**<br>薬物治療 + 補助循環 |

【Nohria-Stevenson 分類と治療指針】

| | dry | wet |
|---|---|---|
| **warm** | **うっ血なし**<br>**血圧・末梢循環維持**<br>経口心不全薬の調整 | **うっ血あり**<br>**血圧上昇型**<br>血管拡張薬 ± 利尿薬<br><br>**うっ血あり**<br>**血圧維持型**<br>利尿薬 + 血管拡張薬<br>利尿薬抵抗性は<br>限外濾過 |
| **cold** | **体液量減少（脱水）**<br>**血圧低下・**<br>**末梢循環不全**<br>輸液<br>循環不全が<br>遷延すれば強心薬 | **うっ血あり，**<br>**末梢循環不全**<br>血管拡張薬 ± 強心薬<br><br>**うっ血あり，**<br>**血圧低下・末梢循環不全**<br>強心薬（血管収縮薬も）<br>血圧維持後に利尿薬<br>反応のない時は補助循環 |

**図　急性心不全の初期対応から急性期病態に応じた治療の基本方針**

Mebazaa A, et al. 2008 [5]，Stevenson LW. 1999 [6] を参考に作図．
日本循環器学会 / 日本心不全学会合同ガイドライン：急性・慢性心不全診療ガイドライン（2017年改訂版）
https://www.j-circ.or.jp/cms/wp-content/uploads/2017/06/JCS2017_tsutsui_h.pdf（2021年8月閲覧）より転載．

**表2** 急性心不全で考える基礎心疾患・特殊病態（MR.CHAMPH）

| M | Myocarditis | 心筋炎 |
|---|---|---|
| R | Right-sided heart failure | 右心不全 |
| C | acute Coronary syndrome | 急性冠症候群 |
| H | Hypertensive emergency | 高血圧緊急症 |
| A | Arrhythmia | 不整脈 |
| M | acute Mechanical cause | 機械的合併症 |
| P | acute Pulmonary thromboembolism | 急性肺血栓塞栓症 |
| H | High output heart failure | 高拍出性心不全（敗血症，甲状腺中毒症など） |

文献1をもとに作成.

## 2）基礎心疾患

　　急性心不全では基礎心疾患の把握が大切です．その理由は基礎心疾患によっては緊急な介入を必要とする場合があるからです．ガイドライン[1]でも血行動態の評価・治療と並行して基礎心疾患の診断と特殊病態の把握〔MR. CHAMPH（表2）〕を行うように記載があります．そのなかでも筆者が特に鑑別すべき疾患と考える急性冠症候群と弁膜症について解説します．

### ❶ 急性冠症候群（acute coronary syndrome：ACS）

　　ACSを契機に心不全を発症することがあります．そのため心不全と診断した場合（疑った場合），すぐに12誘導心電図検査と高感度心筋トロポニンの測定を行い，心電図でST上昇型心筋梗塞（ST elevation myocardial infarction：STEMI）であれば直ちに血行再建が必要となります．明らかなST上昇を認めない非ST上昇型急性冠症候群（non-ST-elevation ACS：NSTE-ACS）は，高感度心筋トロポニンの上昇を伴う非ST上昇型心筋梗塞（non-ST elevation myocardial infarction：NSTEMI）と不安定狭心症（unstable angina pectoris：UAP）に分類されます．NSTE-ACSの場合には，『急性冠症候群ガイドライン（2018年改訂版）』[7]にも記載されているとおり，急性心不全の際には即時侵襲的治療戦略として2時間以内に心臓カテーテル検査を行うことが推奨されており，原則直ちに循環器内科へコンサルトする必要があると考えます．

 **ここがポイント：NSTEMIの診断**

　　心筋トロポニンは症状出現から6時間以内では陰性のことや，心不全の影響で軽度上昇していることがあります．このような場合には，1〜3時間後に再度測定を行い経時的な変化を認める場合にはNSTEMIと診断します．

### ❷ 弁膜症

　　急性心不全で心エコーを行う際に，特に注意して評価したい弁膜症が急性僧帽弁閉鎖不全症（mitral valve incompetence：MR），急性大動脈弁閉鎖不全症（aortic valve insuffi-

**表3** 心不全の増悪因子（FAILURE）

| F | Forget medication | 薬の飲み忘れ，通院自己中断 |
|---|---|---|
| A | Arrhythmia, Afterload, Anemia | 不整脈，血圧高値，貧血 |
| I | Ischemia, Infection | 虚血性心疾患，感染 |
| L | Life style | 塩分・水分過剰摂取，アルコール |
| U | Upregulation | 甲状腺機能亢進症，妊娠 |
| R | Regurgitation | 僧帽弁閉鎖不全症，大動脈弁閉鎖不全症 |
| E | Embolism | 肺塞栓症 |

ciency：AR），重症大動脈弁狭窄症（aortic valve stenosis：AS）です．これらの弁膜症は，薬物治療や非侵襲的陽圧換気（noninvasive positive pressure ventilation：NPPV）による保存的加療のみでは管理が困難で，緊急手術や血行動態維持のための機械的補助が必要となる場合があります．急性MR・ARの診断は難しく，慢性MR・ARは慢性経過により左室が拡大していることが多いため，**左室拡大を伴わないにもかかわらずMR・ARの重症度が高い場合は急性MR・ARを示唆するポイント**の1つです．血行動体が不安定な場合はもちろんですが，これらの弁膜症を疑う場合には早めに循環器内科へコンサルトすることが大切です．

## 3) 増悪因子

心不全には多数の増悪因子があります〔いくつか語呂合わせがありますが，当院ではFAILURE（表3）を用いています〕．心不全の増悪因子を把握することは，急性期治療を行ううえでもちろん必要なことですが，慢性期の管理において，心不全再発予防の観点からも大切なことです．

## 4 急性心不全の治療

先に述べたとおり，急性心不全の病態は心原性肺水腫（肺うっ血），全身的な体液貯留（体うっ血），低心拍出・低灌流であり，治療はこれらを改善することにあります．クリニカルシナリオ（CS），Nohria-Stevenson分類を用いながら急性心不全の治療を解説します．

## 1) 心原性肺水腫（肺うっ血）

CS1に相当し，volume central shiftが主体で呼吸管理と血管拡張が治療の基本となります．酸素投与でも呼吸困難の改善が得られない場合（呼吸数＞25回/分，$SpO_2$＜90％）には，すみやかに非侵襲的陽圧換気（NPPV）を導入します．

【処方例】
ニトログリセリン（ミリスロール®）0.5〜5γ 持続静注
※体重50 kgでニトログリセリン25 mg/50 mLで使用の場合，3 mL/時で持続投与開始．

> 📢 **ここがポイント：心原性肺水腫における NPPV の初期設定**
>
> モードは持続的陽圧呼吸（continuous positive airway pressure：CPAP）と二相性陽圧呼吸（Bi-level PAP）があります．CPAP で開始し，高 $CO_2$ 血症や呼吸困難が持続する場合に Bi-level PAP に変更します．呼気終末陽圧呼吸（positive end-expiratory pressure：PEEP）は 4～5 cmH2O から開始し，酸素化や呼吸状態を確認しながら 5～10 cmH2O に調整します．FiO2 は 1.0 で開始しますが，SpO2 ≧ 95 ％を維持できるレベルに徐々に下げます．

## 2）全身的な体液貯留（体うっ血）

CS2 に相当し，末梢浮腫を主体とする体液過剰の状態で，利尿薬が治療の基本となります．ループ利尿薬（フロセミド）により十分な反応尿が得られない場合には，バソプレシン V2 受容体拮抗薬（トルバプタン）投与を考慮します．

【処方例】
フロセミド（ラシックス®）20 mg 静注
トルバプタン（サムスカ®）1 回 7.5 mg 1 日 1 回内服

## 3）低心拍出・低灌流

CS3 に相当し，末梢循環不全の状態です．脱水所見があれば輸液を行い，うっ血があり血圧が保たれている場合には血管拡張，うっ血があり血圧が保たれていない場合には強心薬・血管収縮薬を使用（それでも血行動態が不安定な場合は機械的補助を考慮）します．

【処方例】
ドブタミン（ドブトレックス®）1～5 γ 持続静注
※体重 50 kg でドブタミン 150 mg/50 mL で使用の場合，2 mL/時で持続投与開始．
ノルアドレナリン 0.03～0.3 γ 持続静注
※体重 50 kg でノルアドレナリン 5 mg/50 mL で使用の場合，2 mL 時で持続投与開始．

CS は血圧を元に簡便に分類できますが，実臨床では 1 つの病態のみでなく複合的な病態であることが多いのが実際です．Nohria-Stevenson 分類も併用し，初期治療を開始後も適宜再評価を行い，必要に応じて治療を軌道修正します．

> **症例のつづき**
>
> X 線での肺うっ血・胸水貯留および血液検査で BNP が高値であることから急性心不全と診断した．心原性肺水腫と全身的な体液貯留をきたしている病態〔クリニカルシナリオ（CS）1 ＋ 2〕と判断し，ニトログリセリン 1 γ 持続静注とフロセミド 20 mg で治療を開始した．1 時間後に再度測定した高感度心筋トロポニン I の上昇はなく ACS は否定的であった．また，「最近降圧薬を内服していなかった」との発言があり，薬の飲み忘れが増悪因子と考えられた．入院治療が必要と判断し循環器内科へコンサルトした．

## おわりに

　救急診療を行っていると必ず遭遇する急性心不全について解説しました．慣れないうちは評価する内容が多くたいへんですが，救急外来で治療を開始しすぐに治療効果の実感が得られることも多いです．本稿が皆様の診療の手助けになれば幸いです．

## 文　献

1）日本循環器学会，他：急性・慢性心不全診療ガイドライン（2017年改訂版）．2018
　　https://www.j-circ.or.jp/cms/wp-content/uploads/2017/06/JCS2017_tsutsui_h.pdf

2）日本循環器学会：循環器疾患診療実態調査報告書（2019年度実施・公表）．2020
　　http://www.j-circ.or.jp/jittai_chosa/jittai_chosa2018web.pdf

3）Matsue Y, et al：Time-to-Furosemide Treatment and Mortality in Patients Hospitalized With Acute Heart Failure. J Am Coll Cardiol, 69：3042-3051, 2017（PMID：28641794）

4）Peacock WF, et al：Early vasoactive drugs improve heart failure outcomes. Congest Heart Fail, 15：256-264, 2009（PMID：19925503）

5）Mebazaa A, et al：Practical recommendations for prehospital and early in-hospital management of patients presenting with acute heart failure syndromes. Crit Care Med, 36：S129-S139, 2008（PMID：18158472）

6）Stevenson LW：Tailored therapy to hemodynamic goals for advanced heart failure. Eur J Heart Fail, 1：251-257, 1999（PMID：10935671）

7）日本循環器学会，他：急性冠症候群ガイドライン（2018年改訂版）．2019
　　https://www.j-circ.or.jp/cms/wp-content/uploads/2020/02/JCS2018_kimura.pdf

Profile

新井順也（Junya Arai）
東京ベイ・浦安市川医療センター 循環器内科
初期研修後，総合内科で後期研修を行い循環器内科へ．現在は心血管インターベンションを中心に働いています．

【各論】

# 小児の呼吸困難

大西康裕，竹井寛和

① 第一印象のＡ・Ｂ・Ｃから緊急性の有無を判断しよう

② 上気道狭窄症状が強ければ，診断より治療を！

③ 上気道症状が強い小児に，不用意に刺激を与えてはダメ！

④ 呼吸障害は重症度別＆タイプ別に分類すれば整理しやすい！

## はじめに

　　救急外来を訪れる小児のうち呼吸器系疾患の割合は高いですが，必ずしも呼吸困難を訴えて受診するわけではありません．多くの場合，保護者が「ゼーゼーしています」「呼吸が苦しそうです」「咳がとまらず吐いてしまいました」という児の様子に気づいて連れてきてくれます．小児の呼吸障害の進行は早く，成人とは異なり呼吸原性が心停止の最多原因を占めます．そのため呼吸不全の徴候を早期に認識し，対応を早める判断が必要です．さらに呼吸器疾患以外の原因でも呼吸障害を呈することがあり，鑑別診断を念頭に入れ診察を行うことが大切です．

症例

　夜間呼吸苦を主訴に救急搬送された3歳男児．
　就寝中に突然「ケンケン，ケンケン」という聴いたことのない種類の咳嗽が出現して苦しそうに呼吸をするようになった．これまで特に喘鳴など指摘されたことはない．
　まず何から診察を進めるべきか．

# 1 呼吸障害を認識する

## 1) 緊急性の評価

　まず緊急性があるかどうかを最初の数秒で判断します．「PALS（小児二次救命処置コース）プロバイダーマニュアル」[1] のなかで，患児の第一印象を PAT（pediatric assessment triangle：小児評価のトライアングル）を用いて行うことが推奨されています．PAT とは，A，B，C の略字で代表される3つの要素で構成され，それぞれ A は外観・見かけ（Appearance），B は呼吸仕事量（Breathing），C は循環（Circulatory）を意味します（図1）．この PAT による第一印象で具合がよいか，悪いか，あるいは蘇生が必要か，を判断します．

　PAT の所見で無反応，無呼吸あるいは死戦期呼吸があれば致死的な状態，いわゆる "ヤバい状態" であると判断し，応援を呼んで脈の確認を行い，蘇生処置を開始します．

　蘇生は不要だが呼吸が苦しそうな状態と判断した場合，次項 2) の所見を参考にして呼吸仕事量の評価から呼吸障害の重症度＆タイプ分類を行い，介入の方法を判断します．

　小児が相手だと，頭が真っ白になってしまい，普段成人診療で行っているアプローチをどうしても忘れがちになります．新生児でも乳幼児でも，まずは生理学的な評価を行って緊急性の有無を判断することからはじめましょう．

> **ここがポイント**
> ................................................................................................
> 緊急性があるのか？ ないのか？ PAT を使って数秒でパッと判断する！

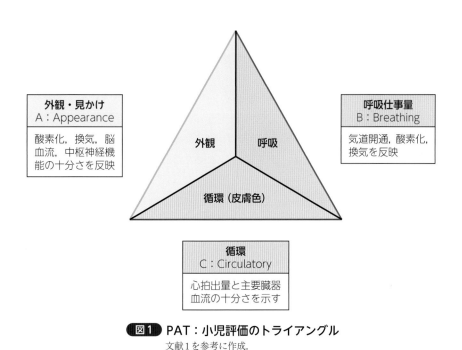

**図1** PAT：小児評価のトライアングル
文献1を参考に作成．

## 2) 呼吸障害の評価

SpO₂が低下する前に起こる呼吸仕事量の代償機構を身体所見から見抜いて，悪くなる前に察知しましょう．

### ❶ 気道の評価

普段，気道が開通しているかどうかをどのように判断していますか？ 乳幼児では，「声を出せますか？」などという指示に従えないことが多いため，泣いたり声が出ていれば開通していると判断してよいでしょう．ただし，上気道が分泌物などで満たされていることがあるため，できれば開口している口腔内を観察した方がよいでしょう．必要があれば愛護的に口腔内吸引をしましょう．

気道の評価は「見て，聞いて，感じて」評価するといわれますが，なかなかいきなり慣れていない小児を「感じる」のは困難でしょう．小児に慣れていない医師でもきっとできる，「見て」＆「聞いて」の部分に着目してみようと思います．

「見て」の部分では患児の呼吸様式や姿勢に注目します．呼吸様式は次項（❷）で述べるような努力呼吸がないかを診ます．姿勢の異常を認める場合には，呼吸状態が切迫していることを認識する必要があります．Sniffing positionは鼻を上向きにし，頭部を軽く後屈させる，においを嗅ぐような姿勢です．上気道閉塞のある患者では，気道の開通性を最大限にするためにこの姿勢をとることがあります．三脚姿勢（tripod position）は体幹を前傾し，頸部を過伸展させ，下顎を前方に突き出す三脚のような体位であり，気道の開通性を高めて副呼吸筋を使用する姿勢で，重度の上気道閉塞の場合に認められます．

「聞いて」の部分では気道閉塞症状（喘鳴や嗄声）や犬吠様咳嗽，分泌物貯留音がないかを確認します．乳児では頸部が短く，頸部に聴診器を当てるスペースがなければ，頬に優しく当ててみましょう．耳で聴くより感度が高く，吸気性喘鳴がないかを評価できます．

### ❷ 呼吸の評価

呼吸の評価では，呼吸数と呼吸パターン，努力呼吸，肺音および気道音，SpO₂を確認します．子どもは見知らぬ大人が近づくだけで泣いてしまうことが多く，努力呼吸が増悪したり聴診が困難になります．**まずは視診で見える評価を先に行った後に聴診を行うようにしましょう．**

成人と異なり呼吸数は年齢ごとに正常範囲が異なり覚えるのがたいへんなので，年齢別基準値（図2）²⁾はすぐに参照できるよう手元に置いておくと便利です．

呼吸パターンは胸の動きが規則的に行われているか，吸気と呼気の切り替えの周期性を確認します．呼吸数は30秒間胸の上がりを数えて2倍して測定することがPALSでは推奨されていますが，新生児～乳児では生理的に呼吸が不規則なことがあり，**病的に不規則な呼吸との鑑別をきちんと行うには60秒かけて呼吸数を数えたほうがよいでしょう．**また吸気/呼気の延長がないかを確認します．一般的に吸気の延長は上気道狭窄の徴候を，呼気の延長は下気道狭窄の徴候を示します．

A) 2歳以下 （回／分）

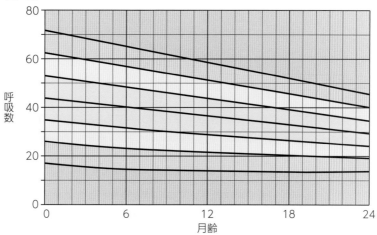

B) 2歳以上 （回／分）

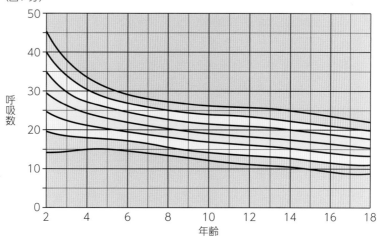

**図2** 年齢別呼吸数基準値
文献2より引用.

　努力呼吸については鼻翼呼吸，呻吟，首振り呼吸，陥没呼吸，シーソー呼吸の有無に注目します．

〈小児の努力呼吸の観察ポイント〉

●**鼻翼呼吸 （nasal flaring）**：乳幼児にみられる吸気時に鼻孔を拡大させて気流を最大化させる動きです．呼吸が悪そうな児ではつい胸の動きに注目しがちですが，鼻の穴の動きも確認するようにしましょう．

●**呻吟 （grunting）**：新生児〜乳児にみられる肺組織疾患による重度の呼吸窮迫または呼吸不全の徴候で，末梢気道や肺胞の開存性の維持を目的に，呼気終末に声門を部分的に閉じ「うーっ」とうなるような声が出ます．

●**首振り呼吸 （head bobbing）**：新生児〜乳児にみられる吸気時に顎を上げて，呼気時に顎を下げる，頸部の呼吸筋を使用して呼吸を補助する動きです．

- **陥没呼吸（retraction）**：呼吸補助筋の動員により肋骨下，胸骨下，肋間，鎖骨上，胸骨上，胸骨に陥没を認め，陥没呼吸の重症度は呼吸困難の重症度に対応しています．
- **シーソー呼吸（seesaw breathing）**：吸気時に腹部が拡張して胸壁は陥没し，呼気時には胸部が拡張して腹部が陥没する動きです．肺音と気道音については副雑音の有無や呼吸音の減弱や左右差がないかを確認します．

　文章だけでは呼吸様式のイメージがつかみづらいですが，YouTubeで検索すればそれぞれの呼吸様式を動画で見ることができます．一度見ておくと理解しやすいのでおすすめです．

 **ここがポイント**

> $SpO_2$が低下する前に身体所見から呼吸仕事量の代償を見抜く！

## 3）呼吸障害の重症度評価

　呼吸障害の重症度は「呼吸窮迫」と「呼吸不全」に分類され，呼吸窮迫の状態が続くと呼吸不全へと進行することがあります．バイタルサイン，臨床症状，血液ガス所見から総合的に判断します．呼吸不全の厳密な基準を定義することは難しいですが，心停止への悪化を防ぐための介入が必要な状態であることは間違いありません．臨床的には「患児の自発呼吸だけでは呼吸が担保できないので，医療者による気道確保と用手換気が必要な状態」と考えてください．「呼吸不全まで進行していないけれど，呼吸が悪い状態」が，呼吸窮迫です．

　現場では，呼吸障害の重症度を伝える医療者どうしのコミュニケーションツールとして使用するとよいでしょう．例えば「呼吸不全ですので急ぎましょう！」と声をかけることで，チームで迅速介入が必要な"ヤバい"状況であることを共有することができます．呼吸不全の認識および適切な治療の開始が早期であればあるほど，良好な転帰が得られる可能性は高くなります．

### ❶ 呼吸窮迫

　呼吸数や呼吸努力，呼吸仕事量の増加を特徴とする臨床状態のことです．小児の呼吸窮迫は呼吸努力の増加を伴う軽度の頻呼吸から，切迫した呼吸不全を伴う重度の呼吸窮迫まで多岐にわたります．

### ❷ 呼吸不全

　酸素化，換気，あるいはその両方が不十分な臨床状態のことです．呼吸不全は一般的に異常な外観（特に興奮や意識レベルの低下を特徴とする意識障害），皮膚色不良，反応低下によって認識されます．呼吸不全は心停止への悪化を防ぐための介入が必要な臨床状態です．

 **ここがポイント**

> 呼吸不全なら余裕がない！しっかりと気道確保して用手換気！

**表1** PALS：呼吸障害の徴候

| 臨床的徴候 | | 上気道閉塞 | 下気道閉塞 | 肺組織疾患 | 呼吸調節の障害 |
|---|---|---|---|---|---|
| 気道 (Airway) | 開通性 | 気道は開通しており，維持できる / 維持できない | | | |
| 呼吸 (Breathing) | 呼吸数 / 呼吸努力 | 増加 | | | 状況によって異なる |
| | 呼吸音 | ・喘鳴（通常は吸気性）<br>・犬吠様咳嗽<br>・嗄声 | ・喘鳴（通常は呼気性）<br>・呼気相の延長 | ・呻吟<br>・ラ音<br>・呼吸音の減弱 | 正常 |
| | 気流 | 減少 | | | 状況によって異なる |

文献1，p.323 より引用.

## 4）呼吸障害の分類

　小児の呼吸障害の多くは4つのタイプに分類したパターン認識で対応できます（表1）.ただしこれは常に単独で起こるとは限らず，複数のタイプが同時に起こることもあり注意が必要です.

### ❶ 上気道閉塞 / 狭窄

　上気道は胸腔外気道を指します．上気道閉塞の一般的な原因は，異物による閉塞やアナフィラキシーによる気道の腫脹，感染症（クループ症候群，喉頭蓋炎，咽後膿瘍，扁桃周囲膿瘍）などがあります．一般的な徴候としては犬吠様咳嗽や嗄声，吸気性喘鳴，流涎，嚥下困難，咽頭痛，呼吸音の減弱などがあります.

### ❷ 下気道閉塞 / 狭窄

　下気道とは胸腔内気道，つまり下部気管，気管支，細気管支を指します．下気道閉塞の一般的な原因は喘息や細気管支炎があります．一般的な徴候としては呼気性喘鳴および呼気相の延長がみられます.

### ❸ 肺組織疾患

　肺実質または肺胞に伴う疾患を指します．肺組織疾患には多くの原因があり，肺炎や心原性肺水腫，肺挫傷，アレルギー反応，毒物，脈管炎，浸潤性疾患などがあります．一般的な徴候は，呻吟や呼吸音減弱，ラ音および気流の低下，低 $O_2$ 血症などがみられます.

### ❹ 呼吸調節の障害

　呼吸数，呼吸努力が低下したり継続が不十分になり低換気となり，低 $O_2$ 血症および高 $CO_2$ 血症を引き起こします．呼吸調節の障害の原因は神経学的障害（けいれん，中枢神経系感染症，頭部外傷，脳腫瘍，水頭症，神経筋疾患など），代謝異常，薬物過量投与と関連しています．通常神経機能を障害する状態と関連していることが多く，意識レベルが低下していることが多くみられます．一般的な徴候は，呼吸数および呼吸パターンの変動また

は不規則性（頻呼吸と徐呼吸が交互に現れる）や，変動する呼吸努力，不十分な努力呼吸を伴う浅い呼吸，中枢性無呼吸などがみられます．**呼吸パターンの異常は意識して観察しないと忘れやすいため，注意が必要です．**

## 5）鑑別のアプローチ

まずは緊急度や重症度の高い疾患を除外することが重要です．**気道異物，アナフィラキシー，喉頭蓋炎，咽後膿瘍，心不全，縦隔腫瘍**を念頭に置いて発症様式や感染徴候の有無を確認しましょう．

 **ここがポイント**
呼吸障害の原因が4つのタイプのどれに当てはまるのかを意識する！

**症例の解説**

まずはPATトライアングルに従い第一印象を確認しましょう．ぐったりはしておらず医療者の存在も認識しているようです．呼吸数は年齢の正常より速く，季肋部と鎖骨上に陥没呼吸があり，吸気性喘鳴が聞かれます．皮膚色はピンクです．「ケンケン，ケンケン」という咳は，日本語では犬吠様咳嗽といわれることが多いですが "seal-like barky cough" とアザラシの吠え声様ともいわれます．

第一印象では呼吸が悪そうで，症状からは上気道狭窄が疑われます．アナフィラキシーや気道異物を疑う発症様式でなく，喉頭蓋炎を疑うような流涎や強い咽頭痛も認めませんでした．中等症のクループ症候群（Westley croup score，表2[3]）との診断でエピネフリン吸入とデキサメタゾン内服を行います．

**表2** Westley croup score

| スコア | 意識状態 | チアノーゼ | stridor | 空気の入り | 陥没呼吸 |
|---|---|---|---|---|---|
| 0 | 正常 | なし | なし | 正常 | なし |
| 1 | | | 聴診であり | 低下 | 軽度 |
| 2 | | | 聴診なしであり | 高度低下 | 中等度 |
| 3 | | | | | 高度 |
| 4 | | 興奮するとあり | | | |
| 5 | 混乱・興奮 | 安静時もあり | | | |
| 2点以下：軽症，3〜7点：中等症，8点以上：重症 ||||||

文献3を参考に作成．

## 2 呼吸障害に介入する

### ❶ 上気道閉塞／狭窄

　乳幼児は気道径が狭く，啼泣による気流の増大が気道狭窄症状を増悪させるため，興奮させないように努めます．保護者の抱っこやDVD・動画を見せるなどして慰安を図ります．いきなり聴診したり，無理なマスクフィットなど行わないようにしましょう．小児に楽な体位をとらせることを心がけ，肩の下にタオルを入れるなどしてsniffing positionがとれるように工夫しましょう．

　吸気性喘鳴や呼吸努力が強い「気道緊急」の場合は可及的すみやかに高度な気道確保が求められます．「上気道狭窄が強い小児の気道確保は最も熟練度の高い医師が行うべき」という原則に則り，早い段階から小児科医だけでなく，気道管理に長けた救急医，麻酔科医，集中治療医と連携をとることを検討しましょう．

### ❷ 下気道閉塞／狭窄

　エピソードから気道異物がかなり疑わしい場合は，気管支鏡での診断・異物除去までのマネジメントができる施設へ紹介します．随伴症状や病歴からアナフィラキシーを疑う場合はエピネフリンの筋注（0.01 mg/kg/回，最大量0.3 mg/回）を行います．第一印象が著しく悪い場合や循環不全徴候を伴う場合は心原性の原因を除外する必要があります．気管支喘息発作とRSウイルスに代表される細気管支炎とを救急外来で鑑別するのは，非常に困難です．病歴，家族歴，アトピー素因，β刺激薬の吸入による反応などをもって暫定的に判断することが多いです．

### ❸ 肺組織疾患

　いわゆる肺炎や肺水腫です．高濃度酸素投与でも低$O_2$血症が続く場合には，陽圧換気を考慮します．惹起した原因によって抗菌薬投与なども考慮します．

### ❹ 呼吸調節の障害

　頭蓋内圧亢進症状があれば，頭蓋内疾患の検索を行い，必要に応じて脳神経外科医に相談します．集中治療管理に準じて，酸素化と換気の正常化に努め，循環不良があれば介入します．鎮痛・鎮静や体温管理も重要です．

## おわりに

　小児に慣れていないと，まずどうやって接してよいかわからずフリーズしてしまいます．さらに診察しようとしても啼泣されうまく診察がすすまないと，小児への苦手意識がなかなかうまく克服できないかもしれません．今回取り上げた第一印象のPAT評価をはじめ，実は気道・呼吸の評価項目は「視診」や「聴診」だけでもかなり多くの情報を得ることができます．もちろんモニターをつけたり触診を加えることで，より詳細に患児の状態を把

握することは大事ですが，まずは患児に触れる前に「見て」「聞いて」タイプ分類をする流れがわかるとだいぶ小児診療に対するハードルが下がるのではないでしょうか．

## ■ 文　献

1）「PALSプロバイダーマニュアル AHA ガイドライン 2020」（American Heart Association/ 著），シナジー，2021
　　↑小児の蘇生や緊急対応についてまとまって書いてあるので目を通しておくと理解が深まります．
2）THE CANADIAN TRIAGE AND ACUITY SCALE Combined Adult/Paediatric Educational Program：http://ctas-phctas.ca/wp-content/uploads/2018/05/participant_manual_v2.5b_november_2013_0.pdf
　　↑CTAS（Canadian Triage and Acuity Scale）はカナダの緊急度判定（トリアージ）システムです．日本版 JTAS（Japan Triage and Acuity Scale）の基盤になっています．
3）Westley CR, et al：Nebulized racemic epinephrine by IPPB for the treatment of croup：a double-blind study. Am J Dis Child, 132：484-487, 1978（PMID：347921）
　　↑エピネフリン吸入による症状の改善をスコアリングした croup score の元文献です．

## ■ 参考文献・もっと学びたい人のために

1）「Fleisher & Ludwig's Textbook of Pediatric Emergency Medicine, 8th ed.」（Shaw KN & Bachur RG, eds），Wolters Kluwer, 2020

### Profile

**大西康裕**（Yasuhiro Ohnishi）
兵庫県立こども病院 救急科
徳島県立中央病院で小児科後期研修中に小児救急分野に興味をもち，成育医療センター救急診療科での研修を経て 2020 年より現職に至ります．超音波診断と傷害予防に興味があり勉強中です．

**竹井寛和**（Hirokazu Takei）
兵庫県立こども病院 救急科

## 2021年6月号（Vol.23 No.4）

# 血液ガス読み方ドリル

すばやく正しく病態を掴む力を身につける

北村浩一／編

☐ 定価2,200円（本体2,000円＋税10%）　☐ ISBN 978-4-7581-1662-6

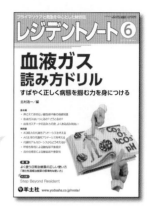

**読者の声**

- 「血液ガスや酸塩基平衡の基本がわかりやすくまとめられていて，また読み返したいと思える内容のものでした」
- 「ドリルを解きながら読みましたが，何となくわかっていただけのところは軒並み間違えてしまい，復習する良い機会になりました」
- 「問題形式になっており，読み進めやすく復習もしやすかったです．血液ガスのデータを読むステップも自然と覚えることができました」

## 2019年9月号（Vol.21 No.9）

# 人工呼吸管理・NPPVの基本、ばっちり教えます

西村匡司／編

☐ 定価2,200円（本体2,000円＋税10%）　☐ ISBN 78-4-7581-1631-2

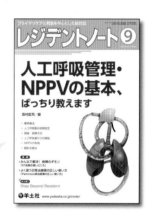

**読者の声**

- 「人工呼吸管理は重症患者を診るときが必ず来るので，どういう設定にするか，どういう風に管理していくかなど基本を学ぶことができて良かったです」
- 「酸素療法のデバイスの選択方法や初期設定値，モニターに表示されているグラフの解説がためになりました．複雑で理解の難しいテーマでしたが，わかりやすくまとめられているおかげで理解が進みました」

## 増刊2021年8月発行（Vol.23 No.8）

# 今こそ学び直す！生理学・解剖学

あのとき学んだ知識と臨床経験をつないで、納得して動く!

萩平　哲／編

☐ 定価5,170円（本体4,700円＋税10%）　☐ ISBN 978-4-7581-1666-4

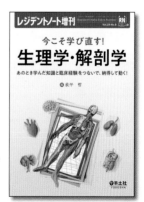

**読者の声**

- 「医学部では生理・解剖から病態を理解することがあまり行われていないように感じていますが，大変重要だと思います」
- 「生理学・解剖学は最も重要と考える内容でしたので丁寧に読みました．特に整形分野は国家試験で詰めきれていないにもかかわらず現場ではよく出合うため苦手意識をもっており，改めて丁寧に勉強し直すことができました」

**詳細は レジデントノート HPで！**

最新情報もチェック ▶　f residentnote
🐦 @Yodosha_RN

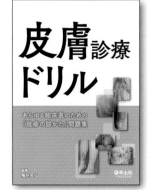

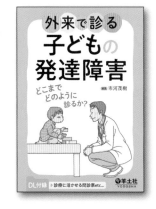
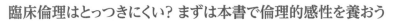
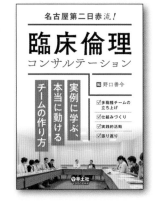

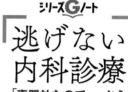
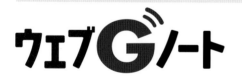

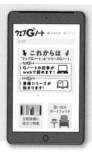

# 看護師さんとの円滑な
# コミュニケーションにより充実した
# 研修生活にしよう

八木　悠，松原知康，新村正樹

## ● はじめに

　研修医の皆さんは，病棟や救急外来で看護師さんと一緒に診療にあたることが多いでしょう．診療を行ううえで，看護師さんの力は不可欠です．また，看護師さんから学ぶことも多いと思います．一方で，自分の考えとは合わない意見を出される場面もあるかもしれません．そのようなときに，「看護師さんと協力しながら診療を進めたい」と思いつつも，具体的にどうすればよいかわからない読者の方もいるのではないでしょうか？ 今回は，看護師さんとどのようなコミュニケーションをとれば円滑に診療ができるか，について考えてみましょう．

> **事例**
>
> 　Aさんは初期研修医として勤務しはじめ，半年が経ちました．病棟業務にも少しずつ慣れて，病棟のファーストコールも任せてもらえるようになりました．診療方針に関しても，指導医に相談しながら進めることができています．
>
> 　ある日の夕方，Aさんの患者さんのことで，病棟からAさんにではなく指導医に直接，処方の相談の連絡がきました．Aさんは「ファーストコールは自分になっているのに…」と思い，病棟の担当看護師さんに，まずは自分に相談してほしい旨を伝えると，看護師さんから「A先生に相談しても，“上級医の先生に相談してから決めます”と言ってばかりで，すぐに指示をもらえないじゃないですか」と指摘されてしまいました．

　この事例をみて，皆さんはどう感じましたか？ このように，業務を進めていくなかで，看護師さんと意見が分かれることや，対立してしまうことは少なからず経験したことがあるのではないでしょうか？

## ● 意見が分かれたときにどう対応する？

　ここではまず，お示しした事例のように意見が分かれてしまったときに，どのような対応をとるかの例として，“**コンフリクト・スタイル**”という概念を紹介します[1]．自分の意見を主張するのか・しないのか，という軸と，相手と協力的にするのか・非協力的にする

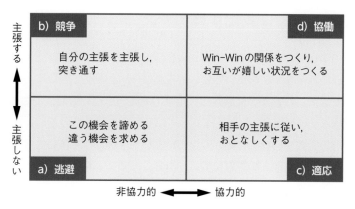

**図1 ● コンフリクト・スタイル**
文献1をもとに作成.

のか，という軸で分類します（**図1**）．今回の事例に当てはめてみましょう．

a) **逃避**：この看護師さんは自分の話を聞いてくれそうにないので，極力避けて，接点を
　　 もつ機会を少なくする
b) **競争**：医師の指示には必ず従ってほしいと伝えて，あくまでファーストコールは自分
　　 にかけるように看護師さんに伝える
c) **適応**：看護師さんの意見に従い，上級医の先生に直接相談してもらうことにする
d) **協働**：お互いが嬉しい状況，すなわちWin-Winの関係をつくるようにする

　さて，皆さんは，他人と意見が対立してしまったときにどのような対応をとることが多いでしょうか？ 研修医という立場だと，波風を立てないように "**c）適応**" をとることが多いかもしれません．あるいは，"**a）逃避**" だったり，"**b）競争**" をとることもあるかもしれません．"**適応**" だと，たしかに波風を立てることはないですが，自分の意見を主張できません．臨床現場では，自分の意見を譲らず主張しなければならない場面は必ず出てきます．したがって，"**適応**" の姿勢を常に続けることは難しいのです．また，年次が経つと，自分の意見を主張しやすくなるので，"**競争**" でも自分の意見を通すことができる場合があります．しかし，相手に負の感情を抱かせてしまう可能性が高いです．自分に対して負の感情を抱く人がいると，業務がうまく回らなくなってしまいます．したがって，**自分の意見を主張しつつ，相手と協力できる方法，つまり "協働" をめざすのが理想的です．**

　本稿では，そこに到達するための方法を考えていきます．とはいうものの，一見，お互いが嬉しい状況をつくること，特に相手に考え方や行動を変えてもらうなんて難しいのではないかと感じませんか？ そこで，まずはどんなときに人の行動は変わるのか，について考えてみましょう．

## ● 他人の影響で行動は変化する？

　冒頭の事例で，「ファーストコールを自分にかけてくださいと看護師さんにお願いしても，自分の意見なんかを聞いてもらえるかな…」と不安に感じる人も多いかもしれません．その不安は，これまでの経験から，相手の考え方・行動を変えてもらうのは，そう簡単なことではない（なかった）ことを知っているから生じるものでしょう．しかしその一方で，他人からの影響で自分の行動が変化したという経験だって誰しもあるはずです．それでは，どんなときに人は他人の影響を受け，自分の行動を変えるのでしょうか？ そこを把握できれば，相手に考え方や行動を変えてもらうためのヒントになるかもしれません．以下に人の行動が変化するきっかけとして知られている3つの要素を紹介します（図2）[2].

### ✏ 合理的判断 ─────────────

　納得できる**根拠**を得ることができれば，行動を変えるということです．例えば，患者さんの治療方針に関して，意見が割れたとしましょう．もし，相手の意見が医学的根拠に基づき，正しいと判断できれば，そちらの治療方針を選ぶことになります．

### ✏ 感情・価値観 ─────────────

　必ずしも合理的ではなくとも，**愛情や意志，恐怖**などから自覚的に行動を変えることを指します．これは感情・価値観から反応しているのです．例えば，不快なことを言われた相手の提案は，合理的だとわかっていても受け入れることに抵抗があることは誰しも経験があると思います．

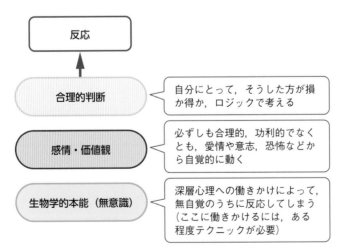

**図2 ● 人が行動するきっかけとなる3つの要素**
文献2を参考に作成.

### 🖋 生物学的本能（無意識）

　　合理的判断や，感情・価値観以外にも，**その人のもっている印象**で無自覚のうちに行動が変わることがあります．例えば，普段から信頼する人や，尊敬している人からの頼まれごとは，喜んで引き受けやすいといった具合です．

　　このように，人の行動は他人からの影響で変わる可能性を秘めています．やり方によっては相手に考え方や行動を変えてもらうことができるわけです．それでは，これらの要素を意識しながら，コンフリクトが起きたときにどのようにして協働の関係をつくるのか，に話を進めていきたいと思います．

## ● どうしたら対立を解決できる？ (図3)

### 🖋 相手の状況と関心事を把握しよう

　　**相手の状況を把握しましょう**．今回の事例の場合，相手の看護師さんは夕方の時間帯で，まもなく夜勤者に引き継がないといけない状況だったのかもしれません．あるいは先輩の看護師さんから，処方について医師に確認が必要なことを指摘されて，慌てていたのかもしれません．

　　また，**相手の関心事は何かを知りましょう**．看護師さんにとって重要なことは「誰にコールをするか」，ということよりも「どうしたら的確な指示を受けることができるか」，とい

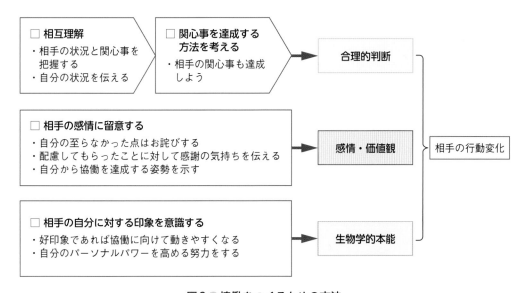

**図3 ● 協働をつくるための方法**

うことに関心がありそうです．さらに，夜勤者の引き継ぎがあるので，「どうしたら早めに指示を受けることができるか」ということも重要でしょう．

## 🖊 自分の状況を伝えよう

　自分の状況も相手に伝える必要があります．Aさんは研修には慣れてきたものの，わからないことが多く，自分だけの判断だと患者さんに不利益になる可能性を心配していました．正確に指示を出すため，逐一指導医に確認するようにしていました．しかし，指導医も忙しいため，すぐに確認できず，指示出しが遅くなってしまいました．伝え方には気を付けないといけませんが（相手に言い訳のように聞こえてしまうとよくないので，まずは迷惑をかけてしまった点に関しては謝罪が必要です），**自分の状況を相手に正確に伝えることも重要**です．もしこちらの状況を伝えないと，看護師さんにはAさんが単に仕事が遅いために（正確な指示を出すために指導医に相談していたからではなく），指示出しが遅くなっていると誤解されてしまうことにつながります．

## 🖊 お互いの関心事を達成する方法を考えよう

　お互いの状況と関心事がわかれば，それらを整理し**達成する方法を考えましょう**．今回の事例に当てはめて考えてみましょう．まずは看護師さんの関心事，すなわち夜勤に引き継ぐ前に正確な指示を出すための方法を考えます．例えば，夕方の科内のカンファレンスが始まる直前に上級医と相談できる時間を設けるようにするのが解決策の1つとなるかもしれません．看護師さんにはカンファレンスが始まるまでに，夜勤者への引き継ぎの漏れがないかチェックしてもらいます．そうすることで事前に問題点を抽出でき，上級医に相談してから指示を出すことができます．あるいは，Aさんが早めに指示出しをはじめとした業務を終わらせます．そして病棟で看護師さんに声をかけて，困っていることや不明な点などがないかを相談します．問題があれば，カンファレンスが始まる前に，上級医に報告して対応を決めることができるでしょう．

　このようにすれば，看護師さんの関心事が解決できます．そうすると，自分の関心事（ファーストコールをAさんにかけてもらう）を解決するための方法も考えることができます（看護師さんの関心事が解決できれば，Aさんにファーストコールをしてもらう提案をしても受け入れられやすいでしょう）．

　以上のようにして合理的な解決策をみつけます．前述の通り，納得のいく根拠をもつことができれば行動を変えることにつながります．

## 🖊 相手の感情に留意しよう

　しかし実際には，合理的判断に訴えるだけでは十分とはいえません．最初に相手に負の感情を抱いてしまうと，提案が合理的でも，それを受け入れることに抵抗を感じることは

誰しも経験があると思います．端的にいえば，言葉掛けや頼み方で人の気持ちは変わるのです．

　今回の例に当てはめて考えてみます．これまで上級医の先生に確認してから指示を出していたことで指示が遅くなって，看護師さんが困っていたかもしれません．あるいは，患者さんから早く対応してほしいと看護師さんに要望があったかもしれません．その点についてはまずお詫びして，**改善策を考える姿勢を示し**ましょう．相手の感情に配慮せずに自分の主張をしてしまうと，相手は負の感情を抱いてしまい，話し合いが進まなくなります．

　また，自分が気づかないところで一緒に働く人から配慮してもらっていることも多々あります．実はこれまで，Ａさんの指示出しが遅くても，看護師さんたちはできる限りＡさんにファーストコールをかけるように配慮してくれていたかもしれません．ですので，相手にしてもらったことや，気遣ってもらったことに対して，**感謝の気持ちを伝える**ことも心がけましょう．

　そして，そのうえで，**自分から協働に向けて働きかける姿勢を示す**ようにしましょう．**まずは相手の関心事を必ず達成する方法を考え，それから自分の関心事を解決する案を提案することが大切**です（関心事を達成するのが自分だけになるような提案だと，相手は不快に感じてしまいます）．

　以上，ここまでで，対立が生じたときに"協働"をめざし，解決する方法を解説してきました．行動が変わる要素の合理的判断と感情の存在を意識し，そこに訴えかけるアプローチ法です．

## 対立を解決しやすくする秘訣は？

　そして，ここからはもう1つの行動が変わる要素，生物学的本能に働きかける方法について解説します．ここまで説明してきた合理的判断と感情へのアプローチは読んですぐ実践できるものですが，生物学的本能へのアプローチはすぐに実践できるものではなく時間がかかります．しかし，一度築くことができれば，その後の多くの場面で自然に適応され，協働が達成しやすくなります．

　研修医が言ったときに相手は動いてくれないのに，同じことを上級医が言ったときには動いてくれるということを経験したことはありませんか？内容と提案のしかたが同じでも，提案する相手が違えば人の行動が変わるこということはよくあります．このようになる要因として前述した生物学的本能が作用していることが多いのです．では，どのようにすれば生物学的本能に働きかけ，協働が生まれやすくなるかについて考えてみましょう．

表 ● 自分のもっている3つのパワー

| 3つの力 | 力となる要素 | 医療現場での例 |
|---|---|---|
| ポジションパワー（公式の力） | アサイン権限や，許可，予算，報酬，情報，材料…を握っている　など | ・看護師さんが，十分納得はできていないが，医師の指示なのでその通りにする<br>・研修医が十分理解できていないが，上級医にいわれた治療方針に従う　…など |
| パーソナルパワー（個人の力） | 信頼性，専門性，実績，カリスマ，魅力，スタミナ，コミュニケーション力　…など | ・看護師さんが担当医と話をして，患者さんへのメリットを十分理解できた．よって，仕事量は増えるが医師の指示に沿って看護を行う　…など |
| リレーションパワー（関係性の力） | 提携する，頼れる，互恵性（多様なネットワークの中心にいて，精神的支援，助言，情報，資源を得られる力）　など | ・看護師さんが，この医師に聞けば，専門外でもいろいろな人の力を借りて，問題を解決できるのではないかと思い頼りにする　…など |

文献2を参考に作成．

 ## 相手の行動に影響する，自分のなかの3つのパワー

　　相手の行動に影響し，物事を実行させる潜在的能力を"パワー"と定義すると，大きく3つのパワーがあるといわれています（**表**）[2]．権力や地位によって相手を動かす力を**ポジションパワー**といいます．一方で，立場ではなく，その人にある知識と人間性からくる信頼性や専門性によって相手を動かす力を**パーソナルパワー**とよびます．また，その人のもつネットワークによって相手を動かす力を**リレーションパワー**といいます．協働をめざすというコンセプトからは，相手が納得はいかないけれど医師という立場からの指示という理由（ポジションパワー）で動くのではなく，**日頃から信頼しているから，あるいは，困ったときはお互いさまという精神（パーソナルパワー）で動いてもらう**ことが望ましいでしょう．

　　協働をより達成しやすくするためにも，自分のパーソナルパワーを高めていきたいところですが，それでは，パーソナルパワーはどのようにしたら高めることができるのでしょうか？

 ## パーソナルパワーを高める方法

　　残念ながらパーソナルパワーは一朝一夕には高めることはできません．日常での小さな積み重ねでパーソナルパワーは蓄積されていきます．以下に，研修医の皆さんが行いやすいパーソナルパワーを高める方法を3つ提案したいと思います．

### ❶ 一緒に働く人から声をかけてもらえることをめざす

　　病棟に足を運び看護師さんに困っていることがないか，治療方針などで疑問点がないかを聞いてみましょう．まずは，自分から声をかけて一緒に働く人の状況を知り，そのなかで，困っていることや疑問点を解決することが大切です．そうすると，今後は困っていることや疑問点があれば，声をかけてもらえるようになります．

　小さなことですが，大事なポイントは，電話対応する際の声のトーンです．低いトーンで淡々と話をしてしまうと，話にくいという印象や，声をかけづらい，という印象を抱かせてしまう可能性もあります．些細なことですが，これだけでも印象が変わってしまうこともあるので注意が必要です．

## ❷ 「頼まれごとは試されごと」の精神で過ごす

　例えば，病棟で看護師さんから「先生の担当患者さんではないのですが，ルートの確保が難しくて…担当の先生がすぐ来ることができないようなので，先生にお願いできますか？」といった依頼を受けたことはないでしょうか？ 自分の仕事だけでも手一杯なのに，ほかの仕事なんて手が回らない，と断ってしまう前に少し考えてみましょう．慣れていればルート確保の手技自体は5分くらいあればできるはずです．このように，依頼されることのなかには，そこまで手間がかからないものもけっこう多いものです．困ったときはお互いさまの精神で，このような些細な頼まれごとを断らず，対応することが大事です．もしかすると将来，自分が困ったときに助けてもらえることにつながるかもしれません．

## ❸ 研修医という立場は隠さず，研修医だからこそできる仕事を探す

　筆者が研修医の頃は，自分が研修医であることを患者さんやスタッフに言い出すことに抵抗がありました．研修医と認識されることで，その人たちから頼ってもらえなくなるのではないかといった不安があったからだと思います．しかし，研修医という立場をはっきりと伝えたうえで，研修医だからこそできることをすることをお勧めします．

　研修医の間は上級医と比べると経験も知識も浅いので，わからないことが出てくるのも当然です．あらかじめ研修医ということを伝えておくと，わからないことが出てきても，「上級医に確認してお伝えします」と患者さんにも言いやすく，正しい内容を伝えることができるはずです．

　そして，研修医だからこそできることの一例として，例えば，病棟が手薄な早朝に回診をするのもよいでしょう．早朝という時間帯は看護師さんにとっては，夜勤の時間帯にあたります．夜勤の看護師さんが勤務中に気になったことや困ったことがなかったか聞いてみましょう．そうすることで，夜勤の看護師さんから直接報告を受けることができるので，正確に早く情報を得ることができます（早朝に回診をしない場合は，夜勤の看護師さんが日勤に引き継いで，それから医師に報告されることが多いでしょう）．それにより，トラブルに早く気づき対応できることにつながります．これはあくまで一例ですが，**知識や経験で上級医に劣るぶん，自分が役に立てるためには何をすべきかを，周りを見渡して考えながら過ごしてみましょう．** きっと皆さんが輝ける場面や方法がみつかるはずです．

　このように，研修医という立場をしっかり伝えたうえで，研修医だからこそできることを実践すれば，患者さんからはもちろん，看護師さんからも信頼されることにつながります．

### 事例の後日談

　Aさんはまず，担当の看護師さんに，指示を出すのが遅くなってしまったことに関して謝りました．看護師さんと話をすると，処方や指示は夜勤に引き継ぐ重大な項目だということがわかりました．処方や指示の確認が遅れると，看護師さんの帰宅時間が遅くなり困ってしまうということでした．

　実はこれまでにも似たようなことがあり，看護師さんは困っていたようでした．ただ，看護師さんもなるべくAさんに連絡するようにしていたようです．

　Aさんはこれまで，看護師さんの引き継ぎまでに指示や処方をすませておくということを考えていなかったことに気づきました．処方の見直しはいつもカンファレンスが終わった夕方にしていたので，これからは昼間の早い時間にすることにしました．今後はなるべく業務を早く終わらせて，看護師さんに担当患者さんで困っていることがないか声をかけることにしました．そして，カンファレンスが始まるまでに上級医と相談して，看護師さんの夜勤への引き継ぎ前に，処方と指示についての問題を解決するように努めることにしました．それと同時に，これまでなるべくAさんに連絡しようとしてくれていたことに関しても，看護師さんに改めて感謝の気持ちを伝えました．

　その後，研修医としてなるべく病棟での臨床経験を積みたいという気持ちを伝えました．すると，「確かに先生は患者さんのところによく診察に来られていますものね．患者さんも，A先生はよく診察に来てくれて，話も聞いてくれてすごくいい先生だっておっしゃってましたよ．ほかの看護師からも，A先生は真面目で患者さんにも優しい先生だと聞きました．ただ，私たちも特に夕方の時間帯は夜勤に引き継ぎをしないといけないので，定刻になる前に指示を早めにもらいたいです．でも，先生の案なら夜勤の引き継ぎ前に整理できるので大丈夫ですね！それならまずA先生に相談するという形もできますよ！」と言われました．

　看護師さんがAさんの気持ちに配慮してくれていたことを感じました．Aさん自身も看護師さんが困ったときには忙しくても力になれるように，頼まれごとはしっかり対応しようと改めて思いました．また，日頃の自分の患者さんに対する態度や診療を看護師さんはしっかり見ていることがわかりました．改めて自分の診療姿勢を見直し，患者さんに寄り添える医師にならねばと，身が引き締まる思いになりました．

## ● おわりに

　医師として働く以上，看護師さんのみならず，さまざまな人と一緒に仕事をすることになります．大切なことは，**目の前で対立している相手も，本来は患者さんを治したいと同じ思いを共有している仲間**です．根幹が一緒なので，相手の背後にある状況や心情をかんがみることで，対立から協働に向きを変えることができるのです．そして，日常診療を通して，自分のパーソナルパワーを高めることができれば，より協働を達成しやすくなります．

## 文 献

1）「新版 組織行動のマネジメント」（Robbins SP/著，髙木晴夫/訳），ダイヤモンド社，2009
2）「新版 グロービス MBA リーダーシップ」（グロービス経営大学院/編著），ダイヤモンド社，2014

### Profile

**八木 悠 (Yu Yagi)**

がん・感染症センター都立駒込病院 腫瘍内科
都立駒込病院 腫瘍内科はレジデントを募集しています．臨床研究や治験もしつつ，日常臨床，レジデント教育にも力を入れています．周囲の人たちに協力を得られる能力を高めることも，自分の能力を高めることと同様に大事にしています．

**松原知康 (Tomoyasu Matsubara)**

広島大学 脳神経内科
『ジョジョの奇妙な冒険』第5部には，
"『任務は遂行する』『部下も守る』，「両方」やらなくっちゃあならないってのが「幹部」のつらいところだな"
という台詞がありますが，年次が上がるにつれ，このマネジメントのつらさというのを身に染みて感じます（はい，中間管理職です）．
そんなときに助けとなるのが日々のコミュニケーションだと思います．自分もパーソナルパワーを高めて，このマネジメントの壁を乗り越えられるように精進します．

**新村正樹 (Masaki Niimura)**

グロービス経営大学院 教員/株式会社グロービス ディレクター
複雑性と相互依存性の高まる今の時代，個人でできることは限られます．自身の専門性を磨きつつ，いかに周囲の協力を得られるかが，自身のやりたいことの実現につながります．今回の記事が皆さんにとって実践で役立つことを期待しております．

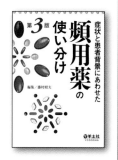

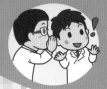

## 臨床検査専門医がコッソリ教える… 検査のTips!

シリーズ編集／五十嵐 岳（聖マリアンナ医科大学 臨床検査医学講座）

## 第56回 新型コロナウイルス感染症で 好中球の異形成出現？

田部陽子

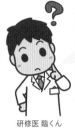

先生，昨日緊急入院した70歳代男性なのですが，発熱と肺炎像があって，SARS-CoV-2遺伝子検査陽性でした．血液を確認すると汎血球減少と白血球形態異常かつ巨大血小板が認められたんですよね．もともと骨髄異形成症候群（myelodysplastic syndrome：MDS）があるのではないかと疑ったのですが…いかがでしょうか？

研修医 臨くん

あぁ，なるほど…もしかするとあれかな？ 臨くん，先生と一緒に標本をみてみない？それと血算データを見せてもらえる？

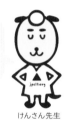

けんさん先生

## 解 説

### 血算・血液像データ

WBC 1,680/μL，白血球分画：Neutro 69％（Band 11％，Seg 58％），Eosino 3 ％，Baso 1 ％，Lymph 9 ％，Mono 18 ％，RBC 293万/μL，Hb 8.8 g/dL，Hct 28.5 ％，PLT 9.3万/μL

### 血液塗抹標本（図1）

好中球の多彩な形態異常を呈する．また，反応性リンパ球・顆粒リンパ球，巨大血小板が認められる．

### ● 血算値の異常

新型コロナウイルス感染症としては中等症Ⅰに分類される患者さんだね．血算では，白血球，赤血球，血小板のいずれも減少しているね．ただ，**白血球分画をみると好中球比率が高くてリンパ球比率が低い．こういうときは必ず実数を確認してみよう！** リンパ球は1 μL 中に151個しかない．好中球は1,159個あるからやや少ないといった程度だ．つまりこの患者さ

A) 好中球

偽ペルゲル核異常　　過分葉　　輪状核　　脱顆粒

B) リンパ球

C) 血小板

反応性リンパ球　　顆粒リンパ球　　巨大血小板

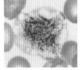

**図1 本症例の血液塗抹標本**
メイ・ギムザ染色　1,000倍

んの白血球の減少は，MDSにみられるような好中球主体の減少ではなくて，主にリンパ球の減少によるものだということがわかるね.

## 好中球の形態異常

確かに多彩な形態異常だね．MDSに似た形態異常が起こる原因としてウイルス感染症や薬剤があることは知っているかな．**新型コロナウイルス感染症もその1つで，重症度に関係なく，こうした形態異常を認めるんだ.**

重症化すると，好中球の中毒性顆粒やDöhle小体のような炎症性の変化が観察されるようになるよ（図2）.

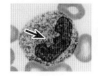

**図2 新型コロナウイルス感染症重症者の好中球**
中毒性顆粒やDöhle小体がみられる（→）.

## リンパ球の変化

リンパ球数は減少しているにもかかわらず，反応性リンパ球や顆粒リンパ球が認められるね．実はこれが大切なんだよ．一般的なウイルス感染症では，リンパ球数の増加とともに反応性リンパ球が出現する．しかし，新型コロナウイルス感染症ではT細胞を中心にリンパ球は減ってしまう．観察された反応性リンパ球は，残り少なくなった状況で頑張っている活性化T細胞なんだ．顆粒リンパ球は，細胞傷害性T細胞とNK細胞で，これらが一緒になって防御にあたっているんだよ．この戦いの後にはB細胞の液性免疫が控えているのだけど，これは，サイトカインストームという極端な炎症を起こしてしまう諸刃の剣だ．サイトカインストームに至る前に踏みとどまりたいところだね.

実際に**顆粒リンパ球は軽症の新型コロナウイルス感染症ではわずかながら増加し，重症では減少することが知られているよ．さらに，致死的な重症例では顆粒リンパ球はほぼ消失してしまうのだけど，回復する症例では顆粒リンパ球が残ることも確認されている**んだ[1].

## この患者さんの経過

この後に重症化することはなくCRP低下，血球数の回復に伴って血球形態異常も消失．2週間後の退院時には血液検査値もすべて正常化し，晴れてMDSの疑いはなくなったよ.

今月のTips!

新型コロナウイルス感染症ではリンパ球減少を認めることが多いよ．その際には，好中球増加を伴うので，好中球リンパ球比率（neutrophil-to-lymphocyte ratio：NLR）の上昇に注意してみよう．NLRの上昇は重症化するほど顕著になるよ！

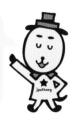

**文　献**　　1）Horiuchi Y, et al：Peripheral granular lymphocytopenia and dysmorphic leukocytosis as simple prognostic markers in COVID-19 Int J Lab Hematol. in press. Article DOI：10.1111/IJLH.13696

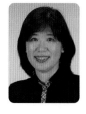

今月のけんさん先生は…
順天堂大学医学部附属順天堂医院 臨床検査科の田部陽子でした.
臨床検査は，自由度が高くて，女性医師に優しい専門領域です．専門医としてキャリアを続けていく女性医師の力強い味方です．たくさんのママさん医師が活躍してますよー.

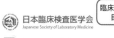

# 病棟コールの対応、おまかせください！

## 当直明けの振りかえりで力をつける！

当直中，突然やってくる病棟からのコール．
どんなときでも慌てずに，自信を持って対応するためのポイントをやさしく解説します．

**藤野貴久**
聖路加国際病院 内科

## 第8回 不眠に対応しよう②

## ■ はじめに

今回は不眠の2回目です．前回（2021年10月号）は主に不眠の原因評価に関して学びました．いよいよ具体的な睡眠薬の選び方や特徴に入っていきます．睡眠薬にはそれぞれ一長一短がありますので，不眠の原因は当然のこと，患者背景を考慮して適切に選択していきましょう！

---

### ■ 内科医局CR席にて

**J1**：CR先生，不眠のレクチャーの続きをお願いします！

**CR**：わかりました．でもレクチャーというのは違和感があるね．あくまで頑張った当直の振り返り，という前提が大切．知識としてインプットするのみならず，自分が経験した症例を通して，「知識」を「知恵」にしていってほしいな．

**J1**：そうでした．知識の量が臨床力を決めるならば，国家試験前の医学部6回生が最強ですもんね！

**CR**：その通りだね．今の私と医学部6回生では，知識量という面では私の方が負けてしまう可能性すらある．でも臨床力は言わずもがな私の方が上でしょう．この差は経験した症例数と，症例を通して学んだ知識かどうか，だと考えているよ．

**J1**：頭でっかちにならないよう気をつけます！ さっそく症例の振り返りをお願いします！

---

**症例**
62歳女性，びまん性大細胞型B細胞リンパ腫に対して化学療法目的に入院して2日目，CHOP療法が開始されて1日目である．0時過ぎに不眠で内科当直コールとなった．
バイタルサイン：体温36.8℃，血圧120/66 mmHg，心拍数75回/分・整，呼吸数16回/分，$SpO_2$ 99 %（room air）．
病歴聴取では不眠以外には症状の訴えはない．見当識障害もなく，シリアル7も問題なく行える．
CHOP療法：3種類の抗がん薬（シクロホスファミド，ドキソルビシン，ビンクリスチン）＋プレドニゾロン

## ■ 内科医局CR席にて

**J1**：前回教わったことを活かして，今回はちゃんとバイタルサインも聞きました！ せん妄ではなく，不眠でよさそうです．また病歴聴取と身体診察上，身体的要因での不眠ではないようです．化学療法が開始されていますが，嘔気や嘔吐などの有害事象もないです．5Pを考えると，心理的要因としては原病や治療に対する不安があり，薬物的要因としてはCHOP療法で高用量のプレドニゾロンが開始されています．

**CR**：素晴らしい！ 短時間で効率よく不眠の原因を追究できているね．ではAssessmentとPlanは？

**J1**：不安に対しては，傾聴するくらいで当直医として対応できる部分は少ないです．またプレドニゾロンもリンパ腫の治療には必須の薬剤であり中止できません．よって睡眠薬によるサポートが必要だと考えます．

**CR**：そうだね．薬物療法以外で介入できる点は乏しいね．睡眠薬によるサポートを検討しようか．でも，薬物療法を決定するには，もっと確認しないといけないことがあるよ．

# 睡眠薬を選ぶ前に

　いざ睡眠薬を導入する場合には，不眠のパターン分けをしましょう．薬物選択が非常に楽になるとともに，患者さんの不利益を最小限にすることができます．不眠の4パターンを**表1**にまとめます．

表1 ● **不眠の4パターン**

| 入眠障害 | 「寝つきが悪い」<br>「なかなか眠れない」 |
|---|---|
| 中途覚醒 | 「途中で何回も起きてしまう」<br>「睡眠が途切れ途切れで困る」 |
| 早朝覚醒 | 「起きたい時間よりも早く起きてしまって，その後寝つけない」 |
| 熟眠障害 | 「寝つきは悪くないし，途中で起きたりもしないけれど，熟睡できない」 |

# 睡眠薬各論
## ～ベンゾジアゼピン系／非ベンゾジアゼピン系～

## ● 作用機序

　ベンゾジアゼピン系（以下BZD系）薬剤は，神経細胞上のベンゾジアゼピン受容体（$\omega$1・$\omega$2受容体）に結合して，GABA受容体をアロステリックに活性化させることで催眠，抗不安，筋弛緩作用をもたらします．なかでも催眠作用の強い薬剤が睡眠薬として使用されます．一方非BZD系薬剤とは，催眠作用に特に関与する$\omega$1受容体に対する作用が強い薬剤のことで，ゾルピデムやゾピクロン，エスゾピクロンなどが有名です．「Z」からはじまる一般名であることが特徴です．抗不安・筋弛緩作用に特に関与する$\omega$2受容体への作用が弱く，安全性が高いとされますがその特徴はBZD系薬剤と非常に似ており，せん妄リスクであることも変わりはないため，同系薬として扱われる方が無難でしょう．

## ● 作用までの時間と持続時間

　その持続時間によって，超短時間作用型，短時間作用型，中間作用型，長時間作用型に分かれます．インスリンの分類と同様に考えるとわかりやすいです．ただ病棟管理や当直対応として使用するのは，ほとんどが超短時間作用型と短時間作用型で十分です．中間作用型より持続時間が長い薬剤は過量投与や日中の持ち越し効果が強く，使用に慣れた専門医でないと危険だと考えられます．

## ● 副作用

　代表的な副作用は覚えておきましょう．特に当直医として対応する際に注意すべき副作用を中心に紹介します．

### ① 持ち越し効果

　翌日になっても眠気が継続して，倦怠感，ふらつき，頭痛などの症状が生じえます．特に高齢者では起こりやすいので注意しましょう．**その夜だけ凌げればいいという考えは禁物**です！

### ② 早朝覚醒

　超短時間・短時間作用型の薬剤の効果が切れる早朝に目が覚めてしまうことです．前回解説したように不眠の原因にも気を配っていれば，そんなに多くはないと思います．連用していると生じやすいとされます．

### ③ 筋弛緩作用

　筋弛緩作用はまさにBZD系薬剤の効果ですので，大なり小なり起こりえます．やはり高齢者で多く，転倒の危険因子となるので注意しましょう．中間・長時間作用型の薬剤で起こりやすく，これらは当直としては処方しない方が無難です．

### ④ 呼吸抑制

　COPDなどの閉塞性肺疾患や，筋萎縮性側索硬化症などの神経変性疾患では呼吸抑制の副作用が問題となります．これらの疾患をもつ患者さんには，私個人としては投与しないことを推

奨します. いつの間にか高二酸化炭素血症となり $CO_2$ ナルコーシスで致死的になりえます.

# メラトニン受容体作動薬：ラメルテオン（ロゼレム®）

Tmax：0.8時間, t1/2：1〜2時間

　ラメルテオンはメラトニン受容体作動性の睡眠薬で, 安全性が非常に高い薬剤です. 前述の BZD系薬剤のような副作用はみられません. ヒトの概日リズム調整をサポートする薬剤で, 入眠潜時の短縮や総睡眠時間の延長などが期待できます. ただ効果はかなりマイルドであり, かつ頓用では効果を実感しにくい薬剤でもあります. 使用するならば定期処方として, BZD系薬剤を使用できない高齢者などが適応でしょう.

# オレキシン受容体拮抗薬：スボレキサント（ベルソムラ®）

Tmax：1.5時間, t1/2：12時間

　オレキシンはヒトを覚醒させるホルモンで, そのオレキシン受容体を拮抗することで催眠作用を示す薬剤です. 筋弛緩や健忘作用はなく, BZD系薬剤と比較して転倒のリスクも少ないです. しかし, 持ち越し効果は認められ, 翌日も眠気が継続する可能性はある点に注意してください. レム睡眠出現率を増加させるため, 悪夢を見ることもあります. とても安全な薬だと思われがちですが, 十分に注意して処方しましょう. 超短時間作用型のレンボレキサント（デエビゴ®）という薬剤も発売されています.

　オレキシン受容体拮抗薬はCYP3A4を介した代謝を受けるため, アゾール系抗真菌薬（イトラコナゾール, ボリコナゾール）や抗HIV薬（リトナビル, ネルフィナビル）, クラリスロマイシンなどは併用禁忌です. 高齢者はCYP3A4による代謝が低下していると考えられるため, 15 mgへ減量して投与する必要があります.

# 二環系抗うつ薬：トラゾドン（レスリン®, デジレル®）

Tmax：3〜4時間, t1/2：6〜7時間

　いわゆるSSRI（selective serotonin reuptake inhibitor, 選択的セロトニン再取り込み阻害薬）なのですが, 抗ヒスタミン作用があるため, 催眠作用をもちます. 150 mg以下の用量ではSSRI作用もないため, うつ病でない患者さんにも使いやすいです. ドパミン受容体に対する作用はなく, せん妄患者さんの幻覚には無効です. せん妄リスクを上昇させず, BZD系のような副作用もない睡眠薬というイメージが正しいでしょう. 高齢者に使いやすいです.

　使用のポイントは50 mgから開始することです. 25 mgからはじめても効果がみられにくいです. その後症状に合わせて25 mgずつ増減しましょう. Tmaxは前述のように3〜4時間なの

ですが，Tmaxに至る前に効果が発現する薬剤なので就寝前投与も可能です．

## 四環系抗うつ薬：ミアンセリン(テトラミド®)

> Tmax：2時間，t1/2：18時間

低用量では抗ヒスタミン作用が主であるため，睡眠薬として使用できます．イメージはトラゾドンと同じです．Tmaxが2〜3時間程度なので，夕食後などに内服するとよいです．

## 非定型抗精神病薬：クエチアピン (セロクエル®，ビプレッソ®)

> Tmax：1時間，t1/2：3.5時間

D2受容体，5-HT2受容体，H1受容体，α1受容体など種々の受容体に作用して，抗幻覚作用，鎮静作用，抗不安作用などを示します．25〜100 mg程度の用量では鎮静作用が主で，せん妄リスクを高めずに鎮静することができる便利な薬です．難点として，体重増加作用があり，糖尿病患者には禁忌になることがあげられます．就寝時に25 mgから開始して100 mg程度までは増量可能です．頓用で25 mgずつ追加できるように指示しておくのでもよいでしょう．

ここまでの睡眠薬各論をふまえ，不眠パターンと病態による睡眠薬の選択を表2に示します．

表2 ● **不眠パターンと病態による睡眠薬選択**

| | 入眠障害 | 中途覚醒 | 早朝覚醒 | 熟眠障害 |
|---|---|---|---|---|
| 下記以外のパターン | ゾルピデム<br>1回5〜10 mg | | | |
| | ブロチゾラム 1回0.25 mg | | | |
| 高齢者<br>COPD | トラゾドン1回25〜50 mg，ミアンセリン1回5〜10 mg，クエチアピン1回25 mg | | | |
| | スボレキサント 1回15 mg | | | |
| 強い不眠 | トリアゾラム<br>1回0.25〜0.5 mg<br>(高齢者では<br>0.25 mgを上限) | ミアンセリン1回10〜30 mg | | |
| | ミアンセリン1回10〜30 mg ＋ ブロチゾラム1回0.25 mg就寝前 | | | |
| 軽度の不眠 | ラメルテオン<br>1回8 mg<br>*65歳未満 | | | |
| | スボレキサント1回20 mg (高齢者では1回15 mg) | | | |

赤字：BZD系薬剤，青字：非BZD系薬剤

**症例** ステロイド使用による不眠であり、睡眠薬のサポートが必要と考えた。不眠のパターンは入眠障害であった。年齢も中年で若く、呼吸抑制が問題となるような疾患もないため、非BZD系睡眠薬のゾルピデム1回5 mgを頓用処方した。

- ### 内科医局CR席にて

**J1** : 今朝、再度会いに行ったら、内服してからはすみやかに入眠できたそうです。朝に眠すぎることもなさそうでした。

**CR** : 素晴らしい！当直医とはいえ、当直対応の瞬間には主治医と同じだからね。自分の行った医療行為の効果と安全性を評価することが常に必要だよ。その姿勢を忘れずに。
ちなみに不眠やせん妄の治療を行った後は、必ず効果を確認しつつ薬剤の減量や中止を検討しようね。

## 本症例の振り返り

不眠となった原因を評価して、適切な薬物介入ができた症例でした。副腎皮質ステロイドはどの領域でも使用することのある薬剤です。不眠の原因としてかなり上位に入るので、当直医が呼ばれないように、あらかじめ予防しておくことも重要です。

## おわりに

不眠の対応は自分なりの型をもっておくととても便利です。また幅広い薬剤の特徴や使用感を知っておくことで、どの施設でも安定した対応ができるようになります。この連載をきっかけに不眠診療への理解を深めてください。監修をしてくださった山田宇以先生（聖路加国際病院リエゾンセンター心療内科）に重ね重ね感謝いたします。

### \Take home message/

- **I** 不眠のパターン分けを薬剤選択に活かそう！
- **II** 頻用する睡眠薬の作用機序、作用時間、副作用をマスターしよう！
- **III** 処方した後は必ず効果判定を行い、減量・中止を検討しよう！

**Column：「臨床力の上達」と「仕事慣れ」を勘違いしない！**

今回は主に初期研修医2年目，専攻医1年目の先生方に向けたメッセージを書きます．

現在の職場の仕事には慣れましたか？ 1年目のときよりも早く仕事が終わるようになりましたか？ おそらく答えはYesでしょう．しかし，ここで注意が必要です．仕事が早く終わるようになったのは，所属する病院のルールや風習に慣れたことが最も大きな要因だからです．指示の出し方，コンサルテーションの出し方，救急外来での動き方や相談のしかたなど，医学的実力とは別の部分の成長が大きなウェイトを占めています．確かに病院内での動き方や仕事のお作法はとても重要なことであり，自分の思いのままに仕事が進むといい気分になってしまうことは否めません（逆もまた然りです）．しかしそのことがときには尊大な態度につながってしまい，周囲からの評価を下げてしまっている場面を少なからず目にします．2年目や3年目の医師が陥りやすい落とし穴だと思います．こうならないためには，常に謙虚に学ぶ姿勢と，症例を通じて「なぜ？」と考える姿勢が大切です．上級医がやっていたからこうする，では誰も納得しないし，自分自身の成長にもつながりません．なぜそう考えたのか，なぜその結論に至ったのかを丁寧に学び続けることが後の大きな成長につながります．

後輩に聞かれたときや，先輩から指摘されたときに「知ったかぶり」をするのも最悪です．周りからすると「知ったかぶり」は一目瞭然ですし，聞こう・教えよう，という気もなくなってしまうものです．

ぜひ読者の皆様は，仕事への慣れだけで王様になるのではなく，常に謙虚に医学を学び続けてください．ときには自分のことを冷静に客観視してみることも大切です．

◆ **参考文献**

1）「睡眠障害の対応と治療ガイドライン 第3版」（内山 真/編），じほう，2019
このほか，当院心療内科の各種資料を参考に執筆しました．

## Profile

**藤野貴久**（Takahisa Fujino）
聖路加国際病院 血液内科
2016年福岡大学卒，2017年度ベストレジデント，2019年度内科チーフレジデント，2020年度ベストティーチャー．
自分が初期研修中は当直コールへの対応を体で覚えることで精いっぱいでしたが，現在では病態生理と組合わせて，頭も体も同時にフル回転させることが重要であると痛感する日々です．この連載を通して，皆さんの臨床の手助けになれば幸いです．

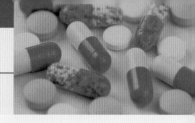

# 脂質異常症治療薬の正しい使い方

増田大作（りんくう総合医療センター りんくうウェルネスケア研究センター / 健康管理センター / 循環器内科）

◆薬の使い方のポイント・注意点◆

> 脳心血管疾患イベントのリスク状態としての脂質異常症を発見した際には，包括的リスク評価を行い，治療目標値を確認する．そのうえでコレステロール低下療法としてのスタチン・エゼチミブ・PCSK9阻害薬の使用を，トリグリセライド低下療法としてのオメガ3脂肪酸・フィブラート・ペマフィブラートの使用を考慮する．

## 1．脂質異常症をみたときに投薬前にすべきこと

### 1）適切なスクリーニング

　脂質異常症の治療においては「どの程度のリスクを有している患者にどの程度まで脂質をコントロールしイベントを回避するか」が重要である．日本動脈硬化学会から刊行されている『動脈硬化性疾患予防ガイドライン』[1] および『動脈硬化性疾患予防のための脂質異常症治療ガイド』[2] を確認し治療を行って

いただきたい．空腹時採血の測定結果から，**表1**に示される脂質異常の有無についてスクリーニングを行い，他疾患により引き起こされる続発性脂質異常症および原発性脂質異常症について確認し，適切な前者の除外と後者の診断をすすめてゆく（**表2，3**）．

### 2）脂質異常症における包括的リスク評価と治療目標値の設定

　脂質異常症と診断された患者に対して包括的にリスクの重みを評価し，それに応じて治療目標値を設定する[1]．冠動脈疾患の既往例をより重症な「二次予防群」，一次予防例のなかでも糖尿病・慢性腎臓病・非心原性脳梗塞・末梢動脈疾患の合併がある「高リスク群」に分類（**図1**）の後，吹田スタディのデータを背景にしたスコアリングを年齢・性別・喫煙・血圧・HDL-C・LDL-C・耐糖能異常・家族歴の8項目から行い，将来10年間の狭心症イベント発症率をもとに「低リスク群」「中リスク群」「高リスク群」に

### 表1　脂質異常症診断基準（空腹時採血）

| LDL コレステロール | 140 mg/dL 以上 | 高 LDL コレステロール血症 |
| --- | --- | --- |
| | 120 〜 139 mg/dL | 境界域高 LDL コレステロール血症 ** |
| HDL コレステロール | 40 mg/dL 未満 | 低 HDL コレステロール血症 |
| トリグリセライド | 150 mg/dL 以上 | 高トリグリセライド血症 |
| Non-HDL コレステロール | 170 mg/dL 以上 | 高 non-HDL コレステロール血症 |
| | 150 〜 169 mg/dL | 境界域高 non-HDL コレステロール血症 ** |

　＊10時間以上の絶食を「空腹時」とする．ただし水やお茶などカロリーのない水分の摂取は可とする．
＊＊スクリーニングで境界域高LDL-C血症，境界域高non-HDL-C血症を示した場合は，高リスク病態がないか検討し，治療の必要性を考慮する．
● LDL-C は Friedewald 式（TC − HDL-C − TG/5）または直接法で求める．
● TG が 400 mg/dL 以上や食後採血の場合は non-HDL-C（TC − HDL-C）か LDL-C 直接法を使用する．ただしスクリーニング時に高TG血症を伴わない場合はLDL-Cとの差が＋30 mg/dLより小さくなる可能性を念頭においてリスクを評価する．
文献1より引用．

**表2 続発性脂質異常症の成因別分類**

| 高LDL-Cをきたすもの | 高TGをきたすもの |
|---|---|
| ・肥満・アルコール<br>・糖尿病<br>・甲状腺機能低下症・Cushing症候群・末端肥大症・成長ホルモン欠損症<br>・原発性胆汁性肝硬変・閉塞性肝疾患・肝細胞癌<br>・自己免疫性疾患<br>・ネフローゼ症候群・腎不全<br>・ポルフィリア・多発性骨髄腫<br>・薬物（サイアザイド，グルココルチコイド，β遮断薬，シクロスポリン，プロゲステロン，アミオダロン，抗てんかん薬など）<br>・妊娠 | ・肥満・アルコール<br>・糖尿病<br>・甲状腺機能低下症・Cushing症候群・末端肥大症<br>・急性肝炎<br>・全身性エリテマトーデス<br>・ネフローゼ症候群・腎不全・慢性腎炎<br>・ポルフィリア<br>・リポジストロフィ・Werner症候群・糖原病<br>・薬物（サイアザイド，グルココルチコイド，β遮断薬，エストロゲンなど）<br>・感染症 |

**表3 原発性高脂血症の分類と成因**

| |
|---|
| 1）原発性高カイロミクロン血症 |
| ① 家族性リポ蛋白リパーゼ（LPL）欠損症 |
| ② アポリポ蛋白C-Ⅱ欠損症 |
| ③ アポA-V欠損症，GPIHBP1欠損症，LMF1欠損症など |
| ④ 原発性Ⅴ型高脂血症 |
| ⑤ その他の高カイロミクロン血症 |
| 2）原発性高コレステロール血症 |
| ① 家族性高コレステロール血症（FH） |
| ② 常染色体劣性遺伝性高コレステロール血症（ARH） |
| ③ 家族性欠陥アポB（FDB） |
| ④ シトステロール血症 |
| ⑤ 家族性複合型高脂血症（FCHL） |
| 3）原発性高トリグリセライド血症 |
| ① 家族性Ⅳ型高脂血症 |
| ② 特発性高トリグリセライド血症 |
| 4）家族性Ⅲ型高脂血症 |
| ① アポリポ蛋白E異常症 |
| ② アポリポ蛋白E欠損症 |
| 5）原発性高HDL-C血症 |
| ① CETP欠損症 |
| ② HL欠損症 |
| ③ EL欠損症 |
| ④ SR-BI欠損症 |
| ⑤ その他の原発性高HDL-C血症 |

文献2より引用.

分け（**図2**），それぞれ設定された治療目標値をめざし治療介入を行う（**表4**）．なお，医療者向け，一般向けのスマートフォンアプリが無料提供されており，多忙な外来でもスコア計算は容易である※．特に，極端に高いLDL-C値（160～300 mg/dL，ホモ型では600 mg/dL以上）のため30～40歳など若い頃から心血管イベントを発症し予後がきわめて悪い家族性高コレステロール血症（familial hypercholesterolemia：FH）は非常に重要で，① 高LDL-C血症（未治療時のLDL-C値180 mg/dL以上），② 腱黄色腫（手背，肘，全身の腱等またはアキレス腱の肥厚）あるいは皮膚結節性黄色腫，③ FHあるいは早発性冠動脈疾患の家族歴（2親等以内）の3項目のうち2項目を有するものをFHヘテロ型と診断する．200人に1人と高頻度で発生する遺伝性疾患であるにもかかわらず，残念ながらわが国での診断率は低いことから**常にFHを念頭において家族も含めて高LDL-C血症の診断治療を進めること**が重要である．

---

※冠動脈疾患発症確率と脂質管理目標値を簡便に求められるツールが日本動脈硬化学会より提供されている.

● 「冠動脈疾患発症予測・脂質管理目標値設定ツール」（医療従事者向け）
https://www.j-athero.org/jp/general/ge_tool2/
＊スマホ版はストアにて「動脈硬化」で検索

● 「冠動脈疾患発症予測ツール これりすくん」（一般向け）
https://www.j-athero.org/jp/general/ge_tool/
＊スマホ版はストアにて「これりすくん」で検索

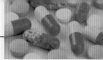

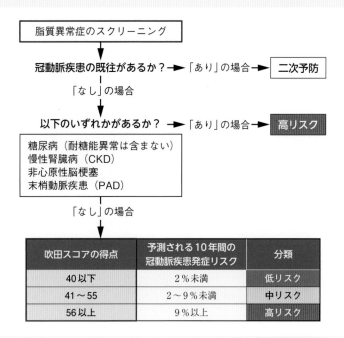

```
┌─────────────────────────┐
│   脂質異常症のスクリーニング    │
└─────────────────────────┘
           │
   冠動脈疾患の既往があるか？  ──→  「あり」の場合 ──→  二次予防
           │
       「なし」の場合
           │
   以下のいずれかがあるか？  ──→  「あり」の場合 ──→  高リスク
           │
┌─────────────────────────┐
│ 糖尿病（耐糖能異常は含まない）  │
│ 慢性腎臓病（CKD）          │
│ 非心原性脳梗塞             │
│ 末梢動脈疾患（PAD）        │
└─────────────────────────┘
           │
       「なし」の場合
           │
           ▼
```

| 吹田スコアの得点 | 予測される10年間の冠動脈疾患発症リスク | 分類 |
| --- | --- | --- |
| 40以下 | 2％未満 | 低リスク |
| 41〜55 | 2〜9％未満 | 中リスク |
| 56以上 | 9％以上 | 高リスク |

**図1　冠動脈疾患予防からみたLDLコレステロール管理目標設定のための吹田スコアを用いたフローチャート**

吹田スコアは図2に基づいて計算する．

※注：家族性高コレステロール血症および家族性III型高脂血症と診断される場合はこのチャートは用いずに文献1の
　　　第5章「家族性コレステロール血症」，第6章「原発性脂質異常症」の章をそれぞれ参照すること．

CKD：chronic kidney disease（慢性腎臓病），PAD：peripheral arterial disease（末梢動脈疾患）

文献1より引用．

## 表4　リスク区分別脂質管理目標値

| 治療方針の原則 | 管理区分 | 脂質管理目標値（mg/dL） | | | |
| --- | --- | --- | --- | --- | --- |
| | | LDL-C | Non-HDL-C | TG | HDL-C |
| **一次予防**<br>まず生活習慣の改善を行った後薬物療法の適用を考慮する | 低リスク | < 160 | < 190 | < 150 | ≧ 40 |
| | 中リスク | < 140 | < 170 | | |
| | 高リスク | < 120 | < 150 | | |
| **二次予防**<br>生活習慣の是正とともに薬物治療を考慮する | 冠動脈疾患の既往 | < 100<br>（< 70）* | < 130<br>（< 100）* | | |

＊家族性高コレステロール血症，急性冠症候群のときに考慮する．糖尿病でもほかの高リスク病態（文献1参照）を合併するときはこれに準ずる．

●一次予防における管理目標達成の手段は非薬物療法が基本であるが，低リスクにおいてもLDL-Cが180 mg/dL以上の場合は薬物治療を考慮するとともに，家族性高コレステロール血症の可能性を念頭においておくこと（文献1第5章参照）．

●まずLDL-Cの管理目標値を達成し，その後non-HDL-Cの達成をめざす．

●これらの値はあくまでも到達努力目標値であり，一次予防（低・中リスク）においてはLDL-C低下率20〜30％，二次予防においてはLDL-C低下率50％以上も目標値となり得る．

●高齢者（75歳以上）については文献1第7章を参照．

文献1より引用．

危険因子1～8の点数を合算する.　　　　　　　　　　（点数）

| ① 年齢(歳) | 35～44 | 30 |
|---|---|---|
| | 45～54 | 38 |
| | 55～64 | 45 |
| | 65～69 | 51 |
| | 70以上 | 53 |

| ② 性別 | 男性 | 0 |
|---|---|---|
| | 女性 | −7 |

| ③ 喫煙* | 喫煙有 | 5 |
|---|---|---|

| ④ 血圧* | 至適血圧 | <120かつ<80 | −7 |
|---|---|---|---|
| | 正常血圧 | 120～129 かつ/または80～84 | 0 |
| | 正常高値血圧 | 130～139 かつ/または85～89 | 0 |
| | Ⅰ度高血圧 | 140～159 かつ/または90～99 | 4 |
| | Ⅱ度高血圧 | 160～179 かつ/または100～109 | 6 |

| ⑤ HDL-C (mg/dL) | <40 | 0 |
|---|---|---|
| | 40～59 | −5 |
| | ≧60 | −6 |

| ⑥ LDL-C (mg/dL) | <100 | 0 |
|---|---|---|
| | 100～139 | 5 |
| | 140～159 | 7 |
| | 160～179 | 10 |
| | ≧180 | 11 |

| ⑦ 耐糖能異常 | あり | 5 |
|---|---|---|

| ⑧ 早発性冠動脈疾患家族歴 | あり | 5 |
|---|---|---|

①～⑧の点数を合計 　　　　　　　　　　　点

| | ①～⑧の合計得点 | 10年以内の冠動脈疾患発症確率 | 発症確率の範囲 | | 発症確率の中央値 | 分類 |
|---|---|---|---|---|---|---|
| | | | 最小値 | 最大値 | | |
| 吹田スコア (LDLモデル詳細) | 35以下 | <1% | | 1.0% | 0.5% | 低リスク |
| | 36～40 | 1% | 1.3% | 1.9% | 1.6% | |
| | 41～45 | 2% | 2.1% | 3.1% | 2.6% | 中リスク |
| | 46～50 | 3% | 3.4% | 5.0% | 4.2% | |
| | 51～55 | 5% | 5.0% | 8.1% | 6.6% | |
| | 56～60 | 9% | 8.9% | 13.0% | 11.0% | 高リスク |
| | 61～65 | 14% | 14.0% | 20.6% | 17.3% | |
| | 66～70 | 22% | 22.4% | 26.7% | 24.6% | |
| | ≧71 | >28% | 28.1% | | 28.1%以上 | |

**図2　吹田スコアによる冠動脈疾患発症予測モデル**
＊高血圧で現在治療中の場合も現在の数値を入れる.ただし高血圧治療の場合は非治療と比べて同じ血圧値であれば冠動脈疾患のリスクが高いことを念頭において患者指導をする.禁煙者については非喫煙として扱う.冠動脈疾患のリスクは禁煙後1年でほぼ半減し,禁煙後15年で非喫煙者と同等になることに留意する.
文献1より引用.

## 2. 薬の種類とその作用機序

### 1）薬物療法の前に検討すべき食事運動療法

脂質異常の治療における食事運動療法の基本は過食を抑え,適正体重を維持する.肉の脂身,動物脂(牛脂,ラード,バター),乳製品の摂取を抑え,魚,大豆の摂取を増やす,野菜,海藻,きのこの摂取を増やす.高LDL-C血症では特に飽和脂肪酸・コレステロールの摂取制限が望ましく,高TG血症の場合には炭水化物が適切なエネルギー比率となるよう糖質を多く含む食材を控える.いずれもn-3系多価不飽和脂肪酸を多く含む魚類の摂取を増やすことは有効で日本食パターンの食事(the Japan Diet)が望まれる.運動に関しても週3回以上の有酸素運動,特

### 表5 脂質異常症治療薬の特性と副作用

| 分類 | LDL-C | Non-HDL-C | TG | HDL-C | 副作用 | 主な一般名 |
|---|---|---|---|---|---|---|
| スタチン | ↓↓〜↓↓↓ | ↓↓〜↓↓↓ | ↓ | −〜↑ | 横紋筋融解症，筋肉痛や脱力感などミオパチー様症状，肝障害，認知機能障害，空腹時血糖値およびHbA1c値の上昇，間質性肺炎など | プラバスタチン シンバスタチン フルバスタチン アトルバスタチン ピタバスタチン ロスバスタチン |
| 小腸コレステロールトランスポーター阻害薬 | ↓↓ | ↓↓ | ↓ | ↑ | 消化器症状，肝障害，CK上昇 ※ワルファリンとの併用で薬効増強を認めることがあるので注意が必要である | エゼチミブ |
| 陰イオン交換樹脂 | ↓↓ | ↓↓ | ↑ | ↑ | 消化器症状 ※ジギタリス，ワルファリンとの併用ではそれら薬剤の薬効を減ずることがあるので注意が必要である | コレスチミド コレスチラミン |
| プロブコール | ↓ | ↓ | − | ↓↓ | 可逆性のQT延長や消化器症状など | プロブコール |
| PCSK9阻害薬 | ↓↓↓↓ | ↓↓↓↓ | ↓〜↓↓ | −〜↑ | 注射部位反応，鼻咽頭炎，胃腸炎，肝障害，CK上昇など | エボロクマブ アリロクマブ |
| MTP阻害薬※ | ↓↓↓ | ↓↓↓ | ↓↓↓ | ↓ | 肝炎，肝機能障害，胃腸障害 | ロミタピド |
| フィブラート系薬 | ↓ | ↓ | ↓↓↓ | ↑↑ | 横紋筋融解症，胆石症，肝障害など | ベザフィブラート フェノフィブラート クリノフィブラート クロフィブラート |
| 選択的PPARαモジュレーター | ↑〜↓ | ↓ | ↓↓↓ | ↑↑ | 横紋筋融解症，胆石症など | ペマフィブラート |
| ニコチン酸誘導体 | ↓ | ↓ | ↓↓ | ↑ | 顔面潮紅や頭痛，肝障害など | ニセリトロール ニコモール ニコチン酸トコフェロール |
| n-3系多価不飽和脂肪酸 | − | − | ↓ | − | 消化器症状，出血傾向や発疹など | イコサペント酸エチル オメガ-3脂肪酸エチル |

※ホモFH患者が適応.
↓↓↓：＜−50％　↓↓↓：−50〜30％　↓↓：−20〜30％　↓：−10〜−20％
↑：10〜20％　↑↑：20〜30％　−：−10〜10％
PCSK9：proprotein convertase subtilisin/kexin type 9，MTP：microsomal transfer protein
PPARα：peroxisome proliferator-activated receptor α
文献1を参考に作成.

に継続可能なものが望ましい.
　食事運動療法の後あるいは並行して投薬を検討する．治療に用いる薬剤とその効果，副作用について**表5**に示す．前述のように治療目標を必ず確認し，適切な食事運動療法を先行あるいは併用のうえで脂質値を目標値まで低下させそれを維持する

## 2）コレステロール低下薬
　LDL-C値の低下のためにスタチンおよびエゼチミブを中心的に用い，効果不十分の際にPCSK9阻害薬を用いるのが基本的な用い方である（**表5**）.

### ① スタチン
　**スタチン**は肝臓のHMG-CoAリダクターゼを阻害することによりコレステロール生合成を抑制すると同時に，コレステロールプールの減少によるLDL受容体の発現亢進により安定して血中LDL-C低下効果が得られる．しかし治療のアドヒアランスは必ずしもよくなく，1年で10〜30％が継続困難に陥るスタチン不耐が指摘されている[3]．投与開始12週以内の早期筋症状，CK値異常，肝酵素上昇が出現するが，実際にスタチン不耐といえるものは0.3〜1.0％程度である．診療指針を確認のうえ適切な評価と対応が望ましい．**図3**にスタチンによる筋障害へのアプローチについて示す．ポイントとしてはSAMS

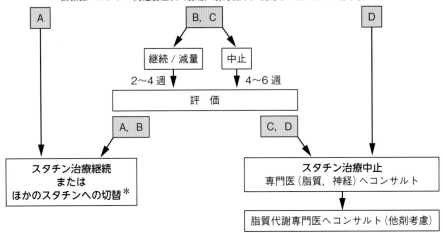

① 筋症状 (SAMS) と CK 値により分類
② カテゴリー A, B, C or D に分けて対応

| CK | SAMS (−) | SAMS (+) |
|---|---|---|
| < ×4 ULN | A | B |
| ×4 ≦ < ×10 ULN | B | C |
| ×10 ULN ≦ | C | D |

SAMS：スタチン関連筋症状（筋痛，筋力低下，脱力など），ULN：基準値上限

A

B, C → 継続／減量　中止
　　　2〜4週　　4〜6週
→ 評　価

D

A, B → スタチン治療継続
または
ほかのスタチンへの切替＊

C, D → スタチン治療中止
専門医（脂質，神経）へコンサルト
→ 脂質代謝専門医へコンサルト（他剤考慮）

**図3　スタチン投与時の有害事象（筋障害）に対する推奨アプローチ（ステップ2筋フローチャート）**
＊についての注釈
・2剤目のスタチン選択に際しては，薬物代謝系の異なるスタチンを，低用量から投与することが望ましい．
・高リスク症例では3剤目のスタチンへの切替も検討する．
・隔日投与により，筋症状やCK値上昇が抑制されたとの報告がある．
・筋障害については，筋症状（SAMS）の有無とCK値に従って，表に記載したA，B，C，D群に分類する．なおCK値は激しい運動や筋肉内注射では上昇し，数日間は影響が残ることから，血清CKが上昇した場合には，採血前にこのようなエピソードがあったかどうか確認するとともに，後日可能な限り安静を保ってもらい，再検を行うことが望ましい．これ以外の筋障害発症の危険因子としては，高齢女性，小柄な体格，アジア人，腎機能障害，甲状腺機能低下症，アルコール多飲，外科手術などが知られている．また注意すべき併用薬としては薬物代謝系が拮抗するアゾール系抗真菌薬，マクロライド系抗菌薬，プロテアーゼ阻害薬（抗ウイルス薬），ベラパミル，ジルチアゼム，アミオダロン，ワルファリン，シクロスポリンが知られている．
・それぞれのフローに従って対応を行う．各カテゴリーに対する具体的対応は文献2参照．なおカテゴリーBおよびCに記載した観察期間（2〜4週，4〜6週）は目安であり，より頻回に経過観察を行うことが適切である．
● SAMS：statin-associated muscle symptoms（スタチン関連筋症状）
・筋肉の痛み，つり，こわばり，違和感などがみられる．
・症状は体幹や近位優位の四肢に左右差なく，比較的大きな筋肉に出現する．
・重篤な病態は横紋筋融解症と四肢・体幹の筋力低下（ミオパチー）の2つ（「首が重い」「腕が挙がらない」「しゃがみ立ちができない」など）．
・内服開始から4〜6週間以内の出現が多いが稀に数年経ってから出現も．
・内服増量・別のスタチンに変更・同じスタチンの再投与などで起こる．
文献2より引用，□を追加．

（statin-associated muscle symptoms：スタチン関連筋症状）といわれる筋症状が実際に存在するか，またCPKの上昇が存在する場合基準値上限からどの程度逸脱しているかについて確認する．大半の症例においては継続あるいは減量中止でも再開可能となることが多く，実際の症例に当てはめて確認することが重要である．

## ② 陰イオン交換樹脂

またスタチンは妊婦に使用できないという問題点があり，そのときに活躍するのが**陰イオン交換樹脂**（レジン）である．腸管内で胆汁酸を吸着するため肝臓内での胆汁酸プールの減少・胆汁酸合成の促進によりLDL-Cが低下する．

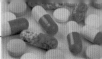

### ③ エゼチミブ

小腸コレステロールトランスポーター阻害薬であるエゼチミブは小腸上皮細胞におけるNiemann-Pick C1 like 1（NPC1L1）の阻害によりコレステロールの吸収を抑制する．単剤での使用も効果があるがスタチン使用例において小腸コレステロール吸収亢進に伴うLDL-Cの再上昇に有効で強力なLDL-C低下作用を発揮する．またわずかではあるがTGやnon-HDL-C値の改善効果が期待でき，合剤も販売されアドヒアランス向上に寄与している．

### ④ PCSK9阻害薬

PCSK9阻害薬は肝細胞でLDL受容体の分解に働きLDL-C濃度を保つプロタンパク質転換酵素サブチリシン／ケキシン9型（proprotein convertase subtilisin/kexin type 9：PCSK9）に対する抗体医薬で，阻害による強力なLDL-C濃度低下作用により＜70 mg/dLをめざす症例でも治療目標に到達しうる．重症例では最大用量のスタチンに併用することが望ましく，副作用の発生もわずかである．

### ⑤ プロブコール

プロブコールはコレステロール低下効果のみならず動脈硬化プラークからのコレステロール引き抜きや抗酸化作用を有する．コレステロール逆転送の賦活化によりHDL-C濃度が低下するが腱黄色腫やアキレス腱肥厚が退縮する．FHや心血管イベントをくり返すハイリスク症例に対して従来治療に追加して投与することが望ましい（表5）．

## 3）トリグリセライド低下薬

500〜600 mg/dLを超える極端な高TG血症では急性膵炎のリスク回避のため投薬治療が必要であるが，それ以下の場合，高TG血症において確認されるレムナントリポ蛋白の増加が動脈硬化性疾患発症リスクの上昇と関連する．治療としてのTG値の低下は，LDL-C値とレムナントコレステロール値の両者で上昇するnon-HDL-C値を確認して動脈硬化リスクの軽減を確認することが望ましい．これらの病態では食事運動療法・適切な体重維持やアルコール摂取制限が有効であり，生活習慣の改善が同時に求められる．

### ① フィブラート系薬

フィブラートは核内受容体PPARα（peroxisome proliferator-activated receptor α）の刺激によってTG値の減少・HDL-C値の増加が確認された薬剤である．比較的良好に脂質値の改善を示すが，PPARαの選択性の低さに起因した副作用の発生と投薬量の増加が問題であった．そこでPPARαの選択性を高め新規に合成されたペマフィブラートは同様の脂質改善作用があり，現在心血管イベント試験が進行中である．なお，これらフィブラート系薬は長く横紋筋融解症発生の可能性からスタチンとの併用禁忌とされていたが現在は併用投与が可能となっている．

### ② n-3系多価不飽和脂肪酸

n-3系多価不飽和脂肪酸は近年エイコサペンタエン酸（EPA）での心血管イベント抑制効果が国内外から相次いで報告され，スタチンとの併用での有効性が示されている．従来魚に含まれる不飽和脂肪酸であり特に重篤な副作用はなく，消化器症状や出血症状の可能性を指摘されているがわずかである．

## 3．薬の選び方・使い方

### ① 高リスク群

高LDL-C血症（182 mg/dL），治療目標がLDL-C＜120 mg/dLの高リスク群．

【処方例】

> ロスバスタチン（クレストール®）1回2.5 mg 1日1回朝で開始．
> 治療目標未達の場合は5 mgに増量，あるいはエゼチミブ（ゼチーア®）1回10 mg 1日1回朝を追加，あるいはロスーゼット®LD（エゼチミブ／ロスバスタチン配合錠）に変更．

### ② 心血管イベント後の二次予防群

心筋梗塞後の高LDL-C血症（182 mg/dL），治療目標がLDL-C＜70 mg/dLの二次予防群．

【処方例】

> ロスバスタチン（クレストール®）1回5 mg 1日1回朝
> で開始.
> 未達の場合は10 mgに増量, さらにエゼチミブ（ゼチー
> ア®）10 mgを追加, またPCSK9阻害薬のエボロクマ
> ブ（レパーサ®）140 mgを2週間に1回または420 mg
> を4週間に1回皮下投与, プロブコール（ロレルコ®）1
> 回250 mg 1日2回朝夕の投与も検討.

### ③ 低リスク群だがスタチンの副作用がある場合

高LDL-C血症（182 mg/dL）, 治療目標が
LDL-C＜160 mg/dLの低リスク群であるがアトル
バスタチン（リピトール®）1回5 mg 1日1回朝の
使用により右肘の痛みとCPK 240 mg/dLへ上昇.

【処方例】

> 筋症状（SAMS）なくCPKもCK基準値上限の4倍未
> 満であれば内服継続.
> あるいはほかのスタチン, プラバスタチン（メバロチン®）
> 1回5 mg 1日1回朝へ切り替えし再度症状, CPKの確
> 認しつつ目標まで増量（図3）.

### ④ 妊娠の可能性のある女性

28歳女性, FHヘテロ接合体の遺伝子診断あり,
ピタバスタチン（リバロ®）1回4 mg 1日1回朝
で治療目標＜100 mg/dLを維持していたが妊娠希
望あり.

【処方例】

> ピタバスタチンを中止しコレスチミド（コレバイン®）
> 1回1.5 g 1日2回朝夕に変更.
> 妊娠出産授乳の終了を見て再開.

### ⑤ 高グリセライド血症

TG 230 mg/dL, HDL-C 32 mg/dL, LDL-C
128 mg/dL, non-HDL-C 165 mg/dLと高値であ
り, 治療目標TG＜150 mg/dL, HDL-C＞40
mg/dL, LDL-C＜120 mg/dL, non-HDL-C＜
150 mg/dL.

【処方例】

> 食事運動療法のうえ目標未達の際にはペマフィブラート
> （パルモディア®）1回0.2 mg 1日2回朝夕を開始.

### 文 献

1)　日本動脈硬化学会／編：動脈硬化性疾患予防ガイドライ
　　ン2017年版. 日本動脈硬化学会, 2017
2)　日本動脈硬化学会／編：動脈硬化性疾患予防のための
　　脂質異常症診療ガイド2018年版. 日本動脈硬化学会,
　　2018
3)　日本動脈硬化学会／編：スタチン不耐に関する診療指針
　　2018. 日本動脈硬化学会, 2018

【著者プロフィール】
増田大作（Daisaku Masuda）
りんくう総合医療センター りんくうウェルネスケア研究
センター センター長, 兼 健康管理センター 副センター
長 兼 循環器内科 部長
専門領域：脂質代謝, 動脈硬化, 循環器学, 肥満症, 睡
眠時無呼吸症候群, 労働衛生管理, 多職種連携

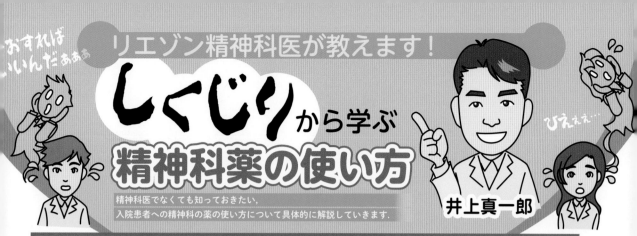

リエゾン精神科医が教えます！

# しくじりから学ぶ 精神科薬の使い方

精神科医でなくても知っておきたい，
入院患者への精神科の薬の使い方について具体的に解説していきます．

井上真一郎

## Case3　せん妄（低活動型せん妄）

### 多くの医師は，せん妄を正確に診断できていない！？

井上　　どうですか？ 研修は順調でしょうか？

研修医　そうですね．あらためて，精神科の薬を使う場面は多
　　　　いと感じています．

井上　　そうだと思います．ではさっそくですが，腕だめしと
　　　　して，次のクイズをやってみてください．

研修医　わかりました．クイズなら気が楽です（笑）．

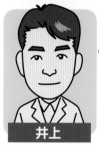

井上

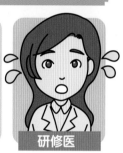

研修医

---

**CASE1**　　Aさんは70歳の主婦です．1週間前，買い物の途中で交通事故に遭い，両大腿骨と腰椎を骨折して入院しました．手術は無事に終わりましたが，1カ月ほどベッド上安静が必要な状態です．入院5日目より元気がないことが多くなり，看護師や家族が話しかけてもあまり返事をしません．「私，何でここにいるのかしら」などと言うことがありますが，看護師が入院の経緯を説明すると「そうだったわね」と素直に納得します．毎週，楽しみにしていたテレビドラマも興味がなくなってしまったようです．夜はジッと天井を眺めていてあまり眠っておらず，急に「早くお買い物に行かなくちゃ」とつじつまの合わないことを言うこともあります．

【問】Aさんの診断は何でしょうか？ 次の中から選んで下さい．
　① 正常な精神・心理的反応　② 不安障害（神経症・パニック障害を含む）
　③ 適応障害（抑うつ状態・心因反応）　④ うつ病　⑤ 認知症　⑥ せん妄
　⑦ 統合失調症（精神病）　⑧ 人格障害　⑨ アルコール関連障害（離脱症候群を含む）

---

井上　　さあ，どうでしょうか？

研修医　ふふふ，一瞬，うつかなあと思ってしまいましたが，そう簡単には騙されませんよ！ 今回は「せ
　　　　ん妄」がテーマなので，やっぱりせん妄なんですよね？

井上　　さすがにバレましたか（笑）．その通りです．この問題は，日本医科大学の岸 泰宏先生が行った
　　　　調査研究で用いられたものですが，155名の医師に回答してもらったところ，実に驚くべき

結果でした.

研修医　どういうことでしょうか？

井上　約半数の医師が「適応障害（抑うつ状態・心因反応）」と答え，次いで「認知症」が20％，「せん妄」と正答した医師は，たったの12％だったのです．

研修医　ホントですか？？

井上　ほかに，「正常な精神・心理的反応」と答えた医師が7％，「うつ病」という回答も5％ありました．

研修医　そこまで答えがバラつくなんて，とても意外でした．

井上　ここに，せん妄の特徴が表れています．このAさんはせん妄ですが，不眠，見当識障害，幻覚，意欲低下など，さまざまな症状がみられています．

研修医　なるほど！　だからこそ，ほかの疾患と間違えられたのですね．

井上　その通りです．したがって，入院患者さんに何らかの精神症状を認めた際には，鑑別診断の筆頭に必ず「せん妄」をおくことが大切です．

研修医　肝に銘じておきます！

point
① せん妄ではさまざまな症状がみられるが，どの症状が目立つかはケースによって異なる
② その「目立つ」症状と同じ症状がみられる他の疾患と間違えやすいため，注意が必要である
例）「不眠」→不眠症　　「見当識障害」→認知症　　「幻覚」→統合失調症
「意欲低下」→うつ病・適応障害

## 活気のない患者さんが誤嚥性肺炎を起してしまったケース

井上　では，今回も症例をみていきましょう.

CASE2　72歳の女性．肺がんの手術目的で入院．入院前，身の回りのことはすべて自ら行い，笑顔で看護師に接する様子があった．手術後から急に元気がなくなり，食欲低下がみられるようになった．表情も乏しく，一日中ベッド上でぼんやりしている状態が続いていた．主治医，看護師，薬剤師，理学療法士は，病棟カンファレンスを実施．うつ病が考えられたため，看護師は患者に安静を促し，理学療法士は積極的なリハビリテーションを控える方針とした．また，薬剤師は「食欲が出る作用をもつ抗うつ薬」としてミルタザピン（リフレックス®／レメロン®）を主治医に提案し，主治医はそれに従って処方したが，さらに傾眠が続くようになった．その後，やがて誤嚥性肺炎をきたすなどして，入院の長期化を余儀なくされた．

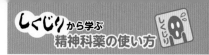

## しくじりポイントを探せ！

井上　このようなケースは，臨床現場で比較的よくみられるように思います．どこをどうしくじった
　　　のか，わかりますか？

研修医　ミルタザピンは眠気が出やすい抗うつ薬と聞いたことがあるので，ほかの抗うつ薬にするべき
　　　だったと思います．

井上　確かに，抗うつ薬のなかでも，特にミルタザピンは眠気のもち越しに注意が必要です．ただ，こ
　　　のケースって，そもそも本当にうつ病でしょうか？

研修医　えっ？？元気がなくて，食欲が落ちて，表情も乏しくて，ぼんやりしていて…．これだけ症状
　　　が揃っていると，さすがにうつ病だと思うのですが，違うのですか？

井上　そこが大きな盲点です．**低活動型せん妄とうつ病，実は似たような症状がたくさんあるのです．**

研修医　ということは，低活動型せん妄の可能性があるのですね．

井上　その通りです．にもかかわらず，ミルタザピンを使ったことによって，せん妄がさらに悪くなっ
　　　たといえます．すでに解説しましたが，入院患者に何らかの精神症状がみられた場合，どうす
　　　ればよかったでしょうか？

研修医　…必ずせん妄の可能性を一番に考える！

井上　そうでしたよね．ということで，このケースでのしくじり先生は，主治医，薬剤師，看護師，理
　　　学療法士の皆さんです．

研修医　つまりは，チーム全員の責任ということですね．

point
① 低活動型せん妄とうつ病の両者には，似たような症状がたくさんある
　　例）口数が少ない，無関心，活動性低下，臥床傾向 など
② 入院患者にうつ病を疑った際には，必ず低活動型せん妄の有無を評価しよう

## そもそも，病棟スタッフに「低活動型せん妄」という概念がない！？

研修医　病棟スタッフ全員，揃いも揃って低活動型せん妄の可能性を考えなかったのがまずかったので
　　　すね．

井上　そうなのですが，実は病棟スタッフには，そもそも「低活動型せん妄」という概念すらなかっ
　　　た可能性があります．

研修医　どういうことでしょうか？

井上　例えば，せん妄と聞いて，どのような患者さんを連想しますか？

研修医　興奮して怒りっぽくなったり，暴力的になったり，徘徊したり，点滴をハサミでちょん切ったり…．

井上　せん妄に対して，そのようなイメージをもつことは多いのですが，それらはすべて「過活動型
　　　せん妄」の症状なんです．

研修医　なるほど．多くの医療者にとっては，「せん妄＝過活動型せん妄」なのですね．

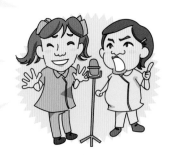

325号室の患者さん
なんやけど,
めちゃくちゃ元気ないんや

でも, こんなに暑いのに,
冬やって言うんや

でも, ご飯がノドに
通らへんって言うんや

どう考えても
うつやないか

じゃぁ, うつとは違うかぁ
うつで見当識障害はないからね

ほな, やっぱりうつやないか
うつやと食欲なくなるからね

---

そもそも, 医療スタッフに「低活動型せん妄」という概念がない!?

---

井上　その通りです. 徘徊は転倒につながりますし, 大事な管を抜かれると場合によっては命にかかわることもあるので, 過活動型せん妄は医療者にとって困ることだらけです.

研修医　それとは対照的に, 低活動型せん妄はあまり困らないですよね. この患者さんも, ベッド上でじっと寝ているだけで, 興奮や暴力はありませんでした.

井上　だからこそ, 低活動型せん妄は, これまで医療者にあまり知られてこなかったように思います. ただし, 低活動型せん妄から回復した患者さんにインタビューを行った調査研究では, 患者さんは多くの苦痛体験を語っています.

研修医　患者さんがつらい思いをしているのであれば, 医療者が困っていないからといっても, 決して放置してはいけないですよね. このケースでは, 病棟スタッフが患者さんを放置してはいませんが, 低活動型せん妄について知らなかったので間違った対応をしてしまったのですね.

## 低活動型せん妄とうつ病の鑑別ポイントを知っておこう!

研修医　低活動型せん妄とうつ病がよく似ていることはわかりましたが, このケースでうつ病以外を思いつくのは難しくありませんか?

井上　そうですね. だからこそ, せん妄の可能性を第一に考えるクセをつけるのが大切です. ただし, このケースをよく読んでみると, 実はうつ病らしくない所見がちゃんとあるんですよ.

研修医　えっ? どこですか??

井上　つい見落としてしまいがちですが, 「入院前, 身の回りのことはすべて自ら行い, 笑顔で看護師に接する様子があった. 手術後から急に元気がなくなり…」という部分です.

研修医　あっ, そうか! "急に"うつ病になることはないですもんね!

井上　うつ病は, 「少し前からだんだん寝つきが悪くなり, 徐々に食欲が落ちてきただけでなく, 元気もなくなってきた」のように, 発症・経過は少なくとも亜急性ですね.

研修医　そこに気がつけば, 低活動型せん妄の可能性を考えることができたのですね.

井上　その通りです. 表に低活動型せん妄とうつ病の鑑別ポイントをまとめておくので, よく確認しておいてください.

表● 低活動型せん妄とうつ病の鑑別ポイント

|  | 低活動型せん妄 | うつ病 |
|---|---|---|
| 発症・経過 | 急性 | 亜急性 |
| 日内変動 | 一日中傾眠か，夜間に悪化 | 午前中に悪化 |
| 意識障害 | あり | なし |
| 見当識障害 | あり | なし |
| 注意障害 | あり | なし |
| 幻視 | あり | なし |
| 脳波（意識状態を反映） | 徐波～正常 | 正常 |

研修医　これらの鑑別点を頭に入れておけば大丈夫ですね．

井上　ただ，低活動型せん妄の患者さんは自分から症状を訴えることが少なく，例えば見当識障害や幻視があるかどうか，表面的にはわかりにくいのが特徴です．そのため，医療者の側から積極的に低活動型せん妄を疑い，その症状を掘り起こしてみつけるくらいの姿勢が重要です．

研修医　受け身になってはいけないのですね．なかでも，どの症状がポイントでしょうか？

井上　そうですね．特に見当識障害や注意障害の有無を確認するようにしましょう．

## 見当識障害や注意障害をどう評価する？

研修医　ただ，見当識の確認って，実は難しくないですか？気難しそうな人だと，日にちや場所を聞くと，怒られてしまいそうで…．この間も，食道がんの手術を受けた患者さんが元内科医だったのですが，術後に見当識を確認したら，「馬鹿にするな！」と小一時間説教されました．結局はせん妄だったんですが（苦笑）．

井上　せん妄あるある，ですね．ただ，いきなり見当識を確認すると，患者さんの自尊心を傷つけてしまうかもしれません．私は，聞きにくいことはなるべく「一般化」しています．

研修医　どういうことでしょうか？

井上　「大きい手術の後は，夜眠れなくなるだけでなく，夢と現実がごっちゃになったり，日にちや場所がわからなくなったりすることもあるので，念のため皆さんにお尋ねしているのですが，よろしいですか？」という感じで聞きます．

研修医　それ，とても使えそうです！「あなただけが特別おかしいと思って聞いているのではありませんよ」というニュアンスを伝えておけば，納得してくれそうですよね．

井上　その元内科医の患者さんだったら，「先生もご存知のように，"術後せん妄"になる方もおられるので…すみません，皆さんに聞いておかないと上級医に怒られるんです」みたいに，あえて医学用語を使ったり，なるべく下から入ったりして，本人のメンツを保つような工夫がよいかもしれませんね．

研修医　そうすればよかったです．もしそれでも渋られる場合はどうすればいいですか？

井上　そこまで丁寧に尋ねても怒るような人は，むしろせん妄の可能性が高いように思います．手を変え品を変えする必要はなく，直ちにせん妄対策に走りましょう！

研修医　わかりました！やっぱり，見当識の確認が一番有用なのでしょうか？

井上　実はそうでもありません．まず見当識を確認することは，話の流れとしては自然ですが，せん妄の患者さんで見当識障害がみられるのは約75％とされています．つまり，「見当識が保たれているのでせん妄なし」と判断すると，せん妄の患者さんの4人に1人がすり抜けてしまうのです．

研修医　よく考えると，みんなで寄ってたかって，一日中「今日は何月何日ですか？」と聞きまくってますよね（笑）．

井上　そうなんです．軽いせん妄の患者さんなら，さすがに覚えてしまいますよね．最も有用なのは，ほぼすべてのせん妄患者さんにみられる，「注意障害」を評価することです．

研修医　注意障害は，どのように評価すればよいのですか？

井上　Serial 7（シリアルセブン）といわれる，「100-7」の計算をしてもらうのがよいでしょう．

point

① Serial 7の尋ね方は以下の通り
**「100から7を，順番に，5回，引いてみてください」**
→せん妄の患者はぼんやりしているため，「何を引くのでしたっけ？」などと聞いてくることがある．その際「7ですよ」と教えたくなるが，「それも思い出しながら計算をしてください」と返すようにする．前の答えが何だったか，何を引くのだったか，それら複数のことを頭に浮かべながら計算ができるかどうかが注意力の評価に必要である．

② 注意障害の評価後はフォローも忘れないように
**「急に言われると難しいですよね．先ほどお話ししたように，身体がしんどいと頭がぼんやりするので，ふだんのようにスムーズに考えることができなくなるんです．でも，認知症では決してありませんし，身体がよくなれば頭がぼんやりするのもなおりますから，あまり心配しないでくださいね」**
→日にちがわからなくなったり簡単な計算ができないことに直面化することで，不安やショックを感じる患者は多い．医療者としては，一方的に質問してそれで終わりにするのではなく，患者が抱く感情に配慮し，安心できるような言葉をかけることも忘れないようにしたい．

## 低活動型せん妄とうつ病の対応の違いを整理しておこう！

研修医　低活動型せん妄とうつ病の違いについて，とてもよくわかりました．対応もずいぶん違うのでしょうか？

井上　そうですね．むしろ，真逆といってもよいかもしれません．まず薬物療法では，低活動型せん妄の場合，残念ながら質の高いエビデンスが示されている薬はありません．私自身は，半減期の短いトラゾドン（レスリン®／デジレル®）をよく使っています．

研修医　なぜ半減期を参考にしているのですか？

井上　低活動型せん妄では，昼夜問わず傾眠となっていることが多いため，治療の目標は，「睡眠・覚醒リズムを確立すること」，すなわち「夜は深く寝て，日中はしっかり起こすこと」にあります．半減期の長い薬を使うと，日中の眠気が低活動型せん妄の症状か，あるいは薬のもち越し効果

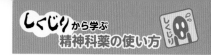

かがわかりにくくなるからです.

研修医　なるほど. トラゾドンは抗うつ薬にもかかわらず抗うつ効果は少なく, 睡眠の深さを保つ薬で
したよね.

井上　よく覚えていますね. 素晴らしい！

研修医　ありがとうございます（照）. もしうつ病だった場合は, 抗うつ薬を使えばいいのですね.

井上　そうですね. ただ, 低活動型せん妄にもかかわらずうつ病と誤診し, よかれと思って抗うつ薬
を出すと, 抗うつ薬の抗コリン作用でせん妄がさらに悪くなってしまうことがあります.

研修医　まさに, このケースのしくじりポイントの1つでしたよね.

**精神科薬の使い方** ▶ **トラゾドン（レスリン®／デジレル®）**

＜処方例＞　【定時薬】　レスリン® 1回25 mg 1日1回夕食後
　　　　　　【不眠時】　レスリン® 1回25 mg
　　　　　　　　　　　　30分あけて計3回まで

井上　もう1つ, ケアはそれこそ正反対です. うつ病では「今は心も体も休ませることが大切ですよ」
と安静を指示しますが, 低活動型せん妄に対してその指示だと, どうなるでしょうか？

研修医　ますます活動性の低下が進むと思います.

井上　そうですよね. 低活動型せん妄では, 日中にしっかり起きていただくため, 例えばリハビリを
積極的に導入することが大切です.

研修医　このケースの理学療法士さんは, うつ病と考えてリハビリをやめてしまいました.

井上　実臨床では, よくあることです. 理学療法士さんがベッドサイドに行ってみると, 患者さんは
ぼんやりして元気がなさそうなので, 「また明日にしましょう」と言って帰ってしまう.

研修医　せん妄の患者さんには多職種でかかわるからこそ, 低活動型せん妄についても各職種が十分な
知識をもっておくことが大切ですね.

井上　その通りです. さいごに, 低活動型せん妄をなおすには, やっぱり原因を取り除くことに尽き
ます. 低活動型せん妄は, 肝性脳症や尿毒症性脳症, 電解質異常, 薬剤などで起こることが多
いため, 肝機能や腎機能, $NH_3$値, Na値, そして投与薬などについて, 必ず確認しておきま
しょう.

研修医　原因の除去が最も大切ということですね. 実は, 低活動型せん妄のことはあまり知らなかった
のですが, 今回とてもよくわかりました！

井上　よかったです. 今回, 薬の使い方のことはやや少なめでしたが, 次回の過活動型せん妄では, 薬
物療法についてしっかり解説します.

研修医　次もしっかり勉強したいと思います. どうぞ宜しくお願いします！

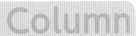

## リエゾン精神科医の魅力とは？ ～"裏方"としての役割

　突然ですが，皆さんはご自分の病院で精神科医に出会いますか？　総合病院での精神科ニーズは高いものの，リエゾン精神科医（以下，リエゾン医）の数は精神科医全体の約1割と少ないのが実情です．病床数に比してリエゾン依頼件数が非常に少ない病院もあり，自院で精神科医に出会わないまま初期研修を終える先生もいるかもしれません．総合病院における精神科ニーズへの対応力向上は，多くの病院と精神科医の課題です．

　さて，私にとってのリエゾン医の醍醐味は，裏方としての調整役です．業務の基本は患者さん本人の診察でありますが，関係者への助言を中心とした介入もあります．例えば，主治医と病棟で精神症状の取り扱いに温度差がある際に看護師から主治医へどう依頼を出してもらうか，精神科受診に抵抗がある方へスタッフとしてどうアプローチするか，などです．こうした場面で私たち精神科医が患者さん本人の前に突然姿を見せたところで，事態が好転することは多くなく，むしろ膠着しかねません．リエゾン医自身が前面に立つことを控えながら，患者さん本人，家族，主治医・関連診療科，各看護師（若手から師長まで），地域連携室，医療安全部など，各登場人物の要望や思惑を見極める醍醐味（研修医の先生も，救急当直時のコンサルト方法をその日の上級医によって修正しますよね？）がそこにあり，その役割は「仲介・橋渡し」（liaison）そのものです（余談ですが，私の裏方への親和性は中高時代の各種行事や反響板同好会で培われました）．

　このように，調整役としてのリエゾン医の業務は，自らが医療チームの相互作用（集団力動）を学ぶ場になる一方，精神疾患へのスティグマ（差別・偏見）に起因した需要，という側面もあります．はるか過去の精神科入院歴にスタッフが身構えている，といった状況も依然散見される今日この頃，リエゾン医の活動が総合病院にとどまらず社会全体のメンタルヘルス啓発につながることを願い，日々業務に従事しています．

　読者諸兄のリエゾン医とのかかわりが増え，やがて私たちの仲間に加わっていただける日が来ることを楽しみにしています．　　　　　　　〔大矢　希（京都府立医科大学大学院医学研究科 精神機能病態学）〕

＊このショートコラムでは，リエゾン精神科医の魅力について，日本総合病院精神医学会・若手委員会のメンバーが，リレー方式でバトンをつないで執筆していきます．次回もお楽しみに！

**井上真一郎**（Shinichiro Inoue）
岡山大学病院 精神科神経科
私の専門領域は，リエゾン精神医学，サイコオンコロジー（精神腫瘍学），および産業精神医学です．「せん妄」に軸足を置いて活動しており，現在日本総合病院精神医学会で若手委員会の委員長を務めています．今後の本連載にぜひご期待ください！

# こんなにも面白い医学の世界

## からだのトリビア教えます

へぇ そうなんだー

中尾篤典
（岡山大学医学部 救命救急・災害医学）

## 第86回 腕を縛って心筋梗塞を治療する？

数年前から筋トレが中年男性の間で流行しているようです．何を隠そう私もストレス解消のためジムに通っていますが（最近は自粛中），ジムの一角に「加圧トレーニング」という何やら怪しげなプログラムを目にします．

加圧トレーニングは，「四肢の付け根を縛って血流を制限したまま負荷をかけることで骨格筋の成長を促進させ，筋力増強ができる」というものだそうです．比較的弱い負荷であっても大きな効果があるといわれ，実際に病院のリハビリテーションでも使われています．メカニズムはまだ確かではありませんが，成長ホルモンを誘導する，嫌気性環境で産生されたラジカルやプロトン，乳酸が筋肉増強のシグナルを誘導する，などさまざまな説が提唱されています[1]．この「加圧トレーニング」の場合は，手足の血流を制限することで，縛った手足に対する直接の効果をみているわけです．

一方で，「腕を縛って血流を再開させる操作をくり返すことにより，心筋梗塞や脳虚血の予後がよくなる」という，遠隔虚血プレコンディショニング（remote ischemic preconditioning：RIP）という現象があります．具体的には，通常の血圧を測定するカフで「5分腕を縛って5分開放する，これを4回くり返す」という方法で，デンマークで333人の心筋梗塞の患者さんにこの方法が試され，有意に梗塞範囲が減少することが示されました[2]．このほかにも，バイパス術の成績や脳虚血にも効果があることが示されています．メカニズムはこれまた諸説ありますが，手足を縛ったり緩めたりすることで，血管拡張作用があるアデノシンやブラジキン，一酸化窒素，また赤血球を増やすエリスロポエチンが増加するためともいわれています．あるいは，カテコラミンの分泌が関係するという説もあり，RIPにより何らかの内因性の生体防御システムが賦活される可能性があります．

ところが，最近Lancetから，この夢のようなRIP現象を否定する論文が出ました．ヨーロッパの33施設で冠動脈インターベンション治療を行ったST上昇型心筋梗塞の患者さん5,400人を半分に分けてRIPの効果を調べたところ，12カ月後の心機能に差はありませんでした[3]．

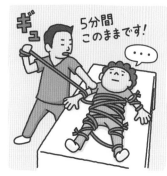

ギュ　5分間このままです！

しかし，「腕を縛る」という簡単で非侵襲的な方法で一定の効果が多く発表されていることは事実ですから，この結果をもって意味がないとするのは少し気が早いように思います．身体が虚血などの状況に反応して，来たるべき災難に対して準備をしているという考えは理解できます．救急隊には，「搬送中に患者さんをしっかり観察して何度も慎重に血圧を測定してください」とお願いしていますが，その裏にはこういった研究報告があるのです．

### 文 献

1) Hughes L, et al：Blood flow restriction training in clinical musculoskeletal rehabilitation：a systematic review and meta-analysis. Br J Sports Med, 51：1003-1011, 2017（PMID：28259850）
2) Bøtker HE, et al：Remote ischaemic conditioning before hospital admission, as a complement to angioplasty, and effect on myocardial salvage in patients with acute myocardial infarction：a randomised trial. Lancet, 375：727-734, 2010（PMID：20189026）
3) Hausenloy DJ, et al：Effect of remote ischaemic conditioning on clinical outcomes in patients with acute myocardial infarction（CONDI-2/ERIC-PPCI）：a single-blind randomised controlled trial. Lancet, 394：1415-1424, 2019（PMID：31500849）

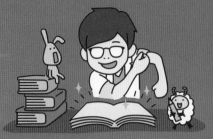

# Dr.ヤンデルの勝手に索引作ります！

通読できるように作られた医学書の索引を、市原が勝手に作り直して遊びます。

市原　真

## 第13回
# 耳鼻咽喉科疾患で勝手に索引！

**ジェネラリストのための
耳鼻咽喉科疾患の診かた**

藤原崇志／編著

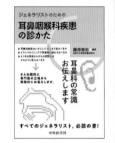

||| 今回のお題本 ▶

■ 定価5,280円（本体 4,800円＋税10％）
■ A5判　■ 228頁　■ 中外医学社

---

「いい本だなあ，みんな読めばいいのに！」

　というのが初読時の感想．中外医学社のシャレオツすべすべ表紙を撫でながら，興奮した心を落ち着かせる．いい本を読むと気持ちが盛り上がるが，その分，筆致が走ってしまいがちなので，原稿を書く前には冷静に，冷静に．

　心を静めた上で，おだやかに述べる．私は，この本の売り方に不満がある（笑）．

　何も知らずに本書の表紙を目にした研修医は，果たして「自分が読むべき本」と感じるだろうか？　そこが心配なのだ．

　タイトルに「耳鼻咽喉科」という文字列が含まれているので，書店ではきっと耳鼻科の専門棚のところに並べられているだろう．ネット書店のおすすめ機能でも，耳鼻科関連で表示されることが多い．ためしにAmazonで本書の分類を見てみたら，やっぱり「耳鼻咽喉科学」であった．いや，それが悪いことだとは言わないよ．耳鼻咽喉科に興味がある皆様のために，きちんと売って届けるのはいいことです．ただし，「耳鼻咽喉科というスペシャリティの枠内」で読まれている限り，発行部数は耳鼻咽喉科の専門医数が目安．たいして多くはない．それはもったいないと思う．

　私が思うに，本書はもっと対象読者が多い本だ．耳鼻咽喉科医の数以上に，幅広く読まれていい本．あえて分類し直すなら，「ジェネラリスト向け」．書店では総合診療医の棚や，研修医フェアの棚に置かれてしかるべきだ．つまり研修医の必読本なのである．

　その理由を説明するためにも，さっそく，今回の「勝手に索引」を見ていただこう．Webでは**完全版**を公開．QRコードからぜひアクセスしてみてほしい．本稿では，索引の一部を抜き出しながら解説する．

▼第13回 完全索引

## 🐰 市原のオリジナル索引①

| 読み | 項目 | サブ項目 | 掲載ページ |
|---|---|---|---|
| きゅうせ | 急性副鼻腔炎ののちに，副鼻腔炎を疑う症状（膿性鼻汁，鼻閉，頬部／顔面痛，嗅覚障害）のうち2つ以上が3カ月にわたって続く場合 | | 107 |
| **きゅうに** | 急に喉が痛くなりました | | 28 |
| **きゅうに** | 急に耳が痛くなりました | | 1 |
| きゅうに | 急に耳が聞こえないという主訴でも鼓膜所見をとり，急性中耳炎，滲出性中耳炎を除外する | | 11 |
| **きゅうに** | 急に耳が聞こえなくなりました | 基本的には翌日耳鼻科受診 | 11 |
| **きゅうに** | 急にめまいがします | | 34 |
| きりゅう | 気流の関係からなのか上顎洞に発生することが多く | | 115 |
| くびがは | 首が腫れてきました | | 161 |
| くろーん | クローン病では線状に並ぶ口内炎が特徴的 | | 140 |

　ほら見てこれ見て．「急に」のオンパレード．急に喉が痛くなった，耳が痛くなった，聞こえなくなった，めまいがします．これらは確かに，耳鼻科案件と言えば耳鼻科案件なんだけど，実際には，一般外来の頻出ワードではないか．ジェネラルだなあ．

## 🐰 市原のオリジナル索引②

| 読み | 項目 | サブ項目 | 掲載ページ |
|---|---|---|---|
| がいりん | 外リンパ瘻 | 翌日などなるべく早く耳鼻科を紹介受診してもらう | 14 |
| **かおがう** | 顔が動かないのですが | ① 鼓膜所見や耳後部の腫脹疼痛，② 耳前部腫脹，この2つを主に確認すればほとんどの場合十分です | 16，17 |
| かがみを | 鏡をみながら顔を「イー」とか「ウー」とか動かす患者さんもいますが，これは避けるようにしてください | | 21 |
| がくかせ | 顎下腺唾石 | 食事の際に頸部腫大し，その後自然と縮小するのが特徴 | 162 |
| かくにん | 確認するのが面倒 | | 51 |

　「顔が動かないのですが」なんて患者が夜中の外来にやって来たらぎょっとする．首から上の症状ってハラハラする．整形？ 脳外？ CT撮って紹介？ と浮き足立ちたくなるところだけれど，そうか，耳鼻咽喉科的な観点で，こんなに確認できるものなのか．

## 🐰 市原のオリジナル索引③

| 読み | 項目 | サブ項目 | 掲載ページ |
|---|---|---|---|
| かいこう | 開口障害やかみ合わせのずれがあれば下顎骨骨折を疑い | | 55 |
| がいじど | 外耳道炎 | 耳かきに伴う皮膚損傷などで生じます | 4 |
| **がいじど** | 外耳道に液体をいれてまずは殺す | | 6 |
| がいじど | 外耳道に液体を滴下する場合は人肌に温めてから行って下さい | | 8 |

　「外耳道に液体をいれてまずは殺す」．アサシンのようなフレーズだがこれは皆さんのご想像の通り，耳の中に虫が入ったときの外来処置，第一手である．地方病院で当直する前にぜひ読んでおきたい．

　ね，本書がいかに研修医向けであるか，「勝手に索引」をチラ見しただけでもだいぶ伝わるだろう（興味があったらウェブで私の作った索引を全部見てみるといい）．

　ここで，超・基本的な解説をしておこう．レジデントノートのコア読者の皆様からすると「何を今さら……」という話かもしれないけれど，本連載は後日ウェブにも掲載され，多くの一般の方々にも読まれるところとなるから，基礎から書いておいてもバチは当たるまい．

▼本連載webページ

耳鼻咽喉科は耳と鼻とノドを診る科，ということになっているが，首から上に症状が出たら，それが眼球でない限り，ほとんどは初手に耳鼻咽喉科が担当しても差し支えない．かつて，『人は話し方が9割』的な自己啓発本があったが，**『顔は耳鼻科が9割』というタイトルの本を出しても売れると思う**．眼科や皮膚科や脳神経内科に怒られそうなことを言ったけれど，とりあえず顔のあたりが調子悪いなーと思ったら，窓口として耳鼻咽喉科を選択することは間違っていない．「えっ，脳出血とか心配じゃん」というツッコミはわかるが，ここで言いたいのは，医療者による厳密な分類ではなくて，

> 「なんだか調子悪いなーってのをジェネラルに診る科として総合診療科のほかに耳鼻咽喉科を覚えておこう」

という姿勢の話である．

でも，このことは意外と……非医療者はもちろんだが，医療者の間でも知られていない．だからこそ，本書には「ジェネラリストのための」という副題が付いているのだろう．耳鼻科が一流のジェネラリストであることくらい知ってたよ，という研修医諸君もいるだろうが，できれば「書店で耳鼻科の棚に良書を探しに行ったことがある人」だけが石を投げていただきたい．痛っ．なんだ1個か……．

＊　＊　＊

編著者である耳鼻咽喉科医・藤原先生は，本書を編む際に極めて実践的な判断をされている．目次が，疾病ごとに割り振られているのではなく，「患者の主訴ごと」に章分けされているのだ．

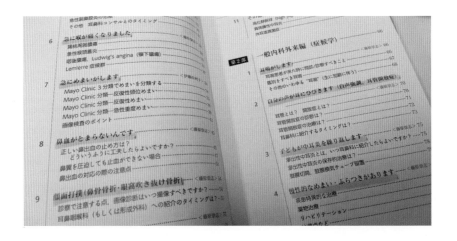

鼻血が止まらない，顔面をぶつけた，耳鳴りがする，子どもが中耳炎をくり返す．ジェネラル・オブ・ジェネラル．アレルギー，口内炎，本当に幅広い．

私は大喜びして，これらの目次項目をぜんぶ「勝手に索引エクセルシート」にぶち込んだ．ナラティブを感じる索引項目が好きです．

……余談だが，索引項目から「目次の項目」を省いてしまう教科書があるけれど，あれはよくないと思う．A病は絶対にこの本に載っているはずなのに，索引の中に見当たらない……と

思ったら目次に項目があった，みたいなことがたまにある．とても萎える．「索引派」の読者の気持ちになってほしい．閑話休題．

＊　＊　＊

　くり返しになるが，「耳鼻科の本かあ……」，と思って表紙をめくらずにきびすを返してしまった研修医がどれだけいただろうと気にかかる本である．パラッと目次までたどり着きさえしてくれれば，きっと，「あれ？ 耳鼻科っていうか，救急外来や一般内科外来に普通に役立つ本じゃん！」と，印象がまるで変わっただろうなあ．

　さて，ここまで本書のジェネラルさを賞賛してきたが，本書に耳鼻咽喉科医のスペシャリティを語った場面がぜんぜんないのかというと，もちろんそんなことはない．

## 🐰 市原のオリジナル索引④

| 読み | 項目 | サブ項目 | 掲載ページ |
|---|---|---|---|
| じつう | 耳痛 | 耳痛の鑑別は局所所見で容易なことがほとんど | 1 |
| | | 咽頭炎の放散痛や顎関節の疼痛を耳痛と認識している | 5 |
| じびかい | 耳鼻科医 | 耳鼻科医は通常，タンポンガーゼなどで止血が得られる | 52 |
| | | 耳鼻科医がどんなことを考えながら気管切開を行うのか | 219 |
| じぶんの | 「自分の声が響く」という症状がある方の中に，治療可能な耳管開放症というのがある | | 70 |
| じぶんの | 自分の声が耳にひびきます（自声強調，耳管開放症） | | 70 |
| じめい | 耳鳴 | "耳鳴"について説明し，患者が"耳鳴"について理解することで症状が緩和する | 66 |
| | | 耳鳴は心拍と同期するか？ | 66 |
| | | その他のいわゆる"耳鳴"については原因は諸説ありよくわかっていない | 68 |
| | | 「耳鳴は加齢に伴い生じるのですが，気にすれば気にするほど増幅し悪化するので，あまり気にしないようにしてください | 68 |

　「勝手に索引」を作っていてシビれるのはこのあたりだ．**「耳鼻科医がどんなことを考えながら気管切開を行うのか」なんて，これはもう，絶対に索引に入れるべきだろうと確信してマーカーを塗った**．気管切開は，数ある研修手技の中でも一二を争うほどの「テレビ映えする（けど直接は映せない）技術」であり，これができないと飛行機の中で患者を救えません的プレッシャーをビンビンに感じる．しかし，**気管切開は専門医から見て本当はどういう手技なのか**を文章のかたちでしっかり読んだ記憶は意外と少ない．超緊急時以外の気管切開の適応をしっかり覚えているか？ カニューレを入れたあとのトラブルについてまとめて勉強したことがあるか？

　また，その項目のすぐ下に，「自分の声が響く」や「耳鳴」といった，何年医者をやっていてもこんな訴えで患者がやってくるとウッと怯んでしまいそうな項目が，「じ」つながりだというだけで並んでいるのもポイントが高い．

　最後に，本書に書かれている「とある医術」の美しさについても触れておこう．

## 🐰 市原のオリジナル索引⑤

| 読み | 項目 | サブ項目 | 掲載ページ |
|------|------|----------|-----------|
| このくす | 「この薬は眠くなった，この薬は去年使用したがよかった」とか教えてくれるのでよく参考にしています | | 123 |
| こまくの | 鼓膜の写真は滲出性中耳炎ガイドラインのWeb版がフリーで公開されており，豊富な解説付きの写真がある | | 76 |
| さいしょ | 最初は薬に頼るぐらいでしたが徐々にめまいも改善してきていると思うので，一度薬をやめてみるのはどうでしょう．また頼ってもいいですし | | 85, 86 |

「一度薬をやめてみるのはどうでしょう」のくだりは，慢性的なめまいを訴える患者に対して，早めに休薬という選択肢を提示するときのコツを語る場面で登場する．濃厚な外来感覚がページから香ってくる．手技や処置を覚えるのとは別に，「患者とどのようにコミュニケーションしていくか」を学べる本は，すごくいい．個人的にとても好みだ．本連載でも幾度となく取り上げてきた．

## 🐰 市原のオリジナル索引⑥

| 読み | 項目 | サブ項目 | 掲載ページ |
|------|------|----------|-----------|
| りょうせ | 良性発作性頭位めまい症 | benign paroxysmal positional vertigo（BPPV） | 35 |
| | | 頭部を後屈した場合，寝返りを打った場合（患側の耳を上にした時）に1～2秒の潜時を伴い発症 | 35 |
| | | 右を下にして就寝する人が多いからか，患側は右が多いです． | 35 |
| | | BPPVらしくても，単独座位・歩行が困難であれば，本疾患を疑いましょう | 37 |
| りんぱせ | リンパ節 | リンパ節のエコー像ではサイズ（厚み），縦横比，CEHの有無が反応性リンパ節腫大とそれ以外（悪性腫瘍の転移など）の区別をする際に参考になります | 209 |
| | | リンパ節が嚢胞性変化をきたす感染症はほとんどないですし（結核性リンパ節炎や，化膿性リンパ節炎に伴うリンパ節内膿瘍形成などが例外） | 211 |
| | | 日常診療ではよくわからない構造が変なリンパ節をみたら，まずは結核が思い浮かびます． | 214 |
| ろうじん | 老人性鼻漏では有効な薬物治療がほとんどなく，患者に病態を説明しQOLを上げる | | 126 |
| ろきそに | ロキソニンなど解熱鎮痛薬を飲むと痛みが軽減し所見としてみられないことが経験上多い | | 30 |

「有効な薬物治療がほとんどない → から → 患者に病態を説明してQOLを上げる」という，いわゆる「口頭による処方」．これぞ，医術だよなあ．

ああーいい本だ．買いなよ．買って私の作った索引を読んで膝を打ちなよ．座学で現場に血を通わせることは，脳で働く我々医師の醍醐味だと思うよ．

### Profile

**市原　真**（Shin Ichihara）
JA北海道厚生連 札幌厚生病院病理診断科 主任部長
twitter　：@Dr_yandel
略　　歴：2003年 北海道大学医学部卒業，2007年3月 北海道大学大学院医学研究科 分子細胞病理学博士課程修了・医学博士
所属学会：日本病理学会（病理専門医，病理専門医研修指導医，学術評議員・社会への情報発信委員会委員），日本臨床細胞学会（細胞診専門医），日本臨床検査医学会（臨床検査管理医）

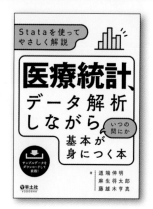
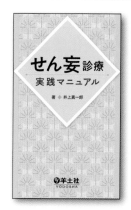

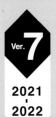
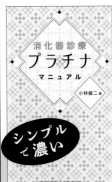
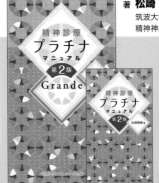

ステップ ビヨンド レジデント

第215回

# Step Beyond Resident

研修医は読まないで下さい!?

研修医はこの稿を読んではいけません.
ここは研修医を脱皮？した医師が，研修医を指導するときの参考のため
に読むコーナーです．研修医が読んじゃうと上級医が困るでしょ！

# 暑い, 熱い, 篤い!? 〜高体温〜 Part1
## 〜熱中症のABC〜

※篤い：（病気が）篤い，重いという意味

福井大学医学部附属病院総合診療部　林　寛之

## 熱中症を正しく理解するために

　最近の異常気象は半端なく厳しい．梅雨は風情もない土砂降り，夏はひどく暑く熱帯地方か，冬はドカ雪ブリザード，加えてCOVID-19の猛威で医療者も心も体力も削られてたいへんだよねぇ．

　大阪ではマスクをつけてマラソンをした小学生が運動性熱中症になり死亡してしまった．中国でも同様な中学生の事例が報告されている．体育のときにマスクは危険だといいつつ，一方でジョギング中でもマスク着用を推奨する有名な医療者の意見を大々的に放送して，情報の交錯がはなはだしく世間の人が混乱するのも理解できるが，なんとも痛ましい．スポーツ庁から「学校の体育の授業におけるマスク着用の必要性について」の勧告が出ているが，そんなのいちいち言われなくても現場で判断できないのかねぇ．また子どもが車内に閉じ込められて熱中症で死亡する事故は後を絶たない．幼児の場合，自分で車のドアの開閉をするのはかなり困難だろう．

　熱中症アラートが出ると，「水分をこまめにとりましょう．塩分もとりましょう」と宣伝されるが，実際には熱中症は汗で失われる水分や電解質を補ったところで，熱のせいで細胞が壊れてしまえば，そこで試合終了だ．「涼しいところに行きましょう．適切に冷房を使いましょう」とメディアにもっともっと啓蒙してもらいたい．熱帯夜が続くと，いやはやどうして不定愁訴の高齢者のオンパレードだが，これって実に熱中症が隠れているんだよね．

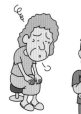
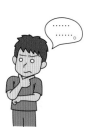

### 患者A　80歳　男性

古典的熱中症

　昼も夜も熱くて汗がじっとりと服と肌をくっつける季節になってきた．帰りの車の中は蒸し風呂状態だが，両側のドアを開けて，片方のドアを4, 5回パタパタと動かすと，車内の温度が外気温にすばやく近づくことに気づいて，毎回駐車場でドアをパタパタ動かす自分を滑稽だと思いながら，この裏技使えるなぁと研修医Mは思っていた．

　準夜勤務開始前に上級医Hが「あぁ，熱帯夜が続くと高齢者がいっぱい運ばれてくるんだよなぁ」とつぶやいた．

　患者Aが「両足の力が入らない．受け答えができなくなった．ご飯を食べない」を主訴に救急搬送されてきた．家族は研修医Mの顔を見るなり「入院させてほしい」と言ってきたため，「とりあえず診察してから，決めます」と，研修医Mは言った後，陰性感情がふつふつ

と湧き上がってくるのをこらえた．一人暮らしの患者Aを朝家人が見に行ったら，かなり反応が鈍かったという．いろいろ検査をするも異常は特に指摘できず，点滴で様子をみているうちに患者の状態はよくなってきた．

　研修医Mが帰宅させようと話をするも，家族が強引に入院を希望するため，困り果てた研修医Mは上級医Hにコンサルトした．上級医Hは，搬送時に救急隊から部屋が異様に暑かったことを聞き出しており，さらに患者Aは一人暮らしのうえ，冷房嫌いで，熱中症になりやすい薬剤もたくさん内服していることがわかった．「家の状況をよくしないとどうせ再発するし，帰れないよね」と，"優しさ入院"を指示した．

 ## 患者B　85歳　女性 　　　　　　　　　　　　　　　　　感染合併熱中症

　患者Aの診察を横目でみながら，ほぼ同時に患者Bが搬送されてきた．患者Bは炎天下の畑で倒れているところを発見され，体温も非常に高かった．ERの人員総出で冷却を施行し，1時間後には意識が回復してきた．採血検査でCRP 10.0 mg/dLと高値であったが，研修医Mは熱中症だからこれくらいはいいかなぁと思っていた．そこに上級医Hが「感染症もきちんと除外しておけよ」とポツリと言った．研修医Mが精査したところ，尿路感染の合併が判明し，入院加療となった．

## 患者C　35歳　男性 　　　　　　　　　　　　　　　　　　　　　運動性熱中症

　救急隊員の患者Cが救急車で搬送されてきた．炎天下のランニング訓練で，鬼教官のもと気合と根性で走っていたところぶっ倒れたという．長袖長ズボンでこの炎天下を走るなんて自殺行為だと研修医Mは言ったが，実際の現場はこの格好で活動するからと同僚は説明した．

　深部体温は42.0℃もあった．研修医Mは「霧吹きとうちわください」と叫んだ．すると上級医Hが「でかいシーツ，氷，水持ってきて！」と叫んだ．研修医Mは「先生，氷なんて使うと，皮膚の血管が収縮して熱が体内に籠ってしまうし，冷たすぎると震えが出て熱が出てしまうので，ぬるいお湯を霧吹きして風であおいだ方が…」と言ったところで，上級医Hに「うるさい！何を古いこと言ってるんだ！」と遮られた．どう考えても年齢的には研修医Mの方が若いのに，釈然としない非難のしかただ．患者Cを氷水につけたところバシャバシャビチョビチョでそこら中が濡れてしまったが，ものの15分で患者Cの意識は回復してきた．肝機能障害や腎障害も認め，気管挿管されICU管理となった．

### 研修医M

「熱中症祭りでしたねぇ．不定愁訴っぽい患者Aが熱中症だったなんて，それにしても家が暑いなんて家族の責任じゃないですか？患者Bは感染症がかぶってるなんて反則ですよ．患者Cの冷却法の考え方が変わってたなんて大学では習わなかったし…え？言い訳だけはうまいなって？はい，それが研修なのはわかってるんですが…」

##  高体温と発熱は別物だ

　発熱とは，感染等で外因性発熱物質や内因性発熱物質の刺激を受けて，視床下部のセットポイント（サーモスタットみたいなもの）が，体温を高く保つように調節されたものであり，それ自身で免疫能をあげるという利点がある．つまり，体自身が熱を上げるように命令しているんだ．この場合は**セットポイントを下げる解熱薬が効果的**である．

　一方，**高体温**は，熱産生の異常な増加，熱放射の障害，外部からの加熱により，体温が上昇したものであり，視床下部は関係ない．高体温には，熱中症，悪性高熱症，悪性症候群，セロトニン症候群，甲状腺機能亢進症，違法薬物（LSD，MDMAなど）使用などがある．したがって，高体温の代表である熱中症は視床下部は関係せず，解熱薬は無効であるばかりか，解熱薬の代謝で余計発熱を惹起してしまうのでむしろ禁忌であり，**冷却（Cooling）が原則**である．

##  Heat related illness 熱中症

### 1）熱中症の分類

　臨床症状による熱中症の分類を**表1**に示す．日本救急医学会熱中症分類2015によると，臨

**表1　熱中症の分類**

| | | |
|---|---|---|
| **熱射病**<br>heat stroke<br>★中枢神経障害あり！ | ① **古典的熱射病**：高齢，乳幼児．高齢者の多くは緩徐発症．乳幼児は車内閉じ込めが多い．乾燥皮膚，<u>必ずしも脱水なし</u>．高齢者死亡率50％<br>② **運動性熱射病**：若年．急性発症，皮膚は湿潤，脱水を伴う．横紋筋融解症，高カリウム血症を伴いやすい．死亡率＜5％<br>直腸温＞40℃：来院時には体温が下がっている場合も多い．<br>冷却，全身管理，合併症の治療 | **【合併症】**<br>① <u>横紋筋融解症</u><br>② <u>高カリウム血症</u><br>③ 低カルシウム血症<br>④ 高乳酸血症<br>⑤ 中枢神経障害<br>⑥ 肝障害<br>⑦ 腎障害<br>⑧ DIC<br>⑨ 感染症 |
| **熱疲労**<br>heat exhaustion | 高度脱水，循環不全，38.3℃＜直腸温＜40℃<br>中枢神経症状はなし，水分＋塩分の喪失<br>脱水に伴う症状（口渇，倦怠，立ちくらみ，頻脈，嘔気・嘔吐，頭痛）<br>水分喪失型（水分喪失↑↑），塩分喪失型（塩分喪失↑↑）<br>冷却，水分・塩分の補給，合併症の治療 | |
| **熱失神**<br>heat syncope | 血管拡張＋脱水（軽度）→失神<br>相対的循環血液量減少，冷所安静，経口補液または輸液 | |
| **熱けいれん**<br>heat cramp | 大量の発汗の後，水分補給のみで，塩分が補給されなかったもの<br>最も使用した筋肉がけいれんを起こしやすい．通常，運動後に発症<br>高齢者は時間がずれて夜間発症が多い<br>全身症状なし．塩分の補正 | |
| **熱浮腫**<br>heat edema | 足～足関節のむくみ<br>高齢者で高温環境に慣れていない人に発症．多くは自然軽快 | |
| **熱テタニー**<br>heat tetany | 高体温で**熱過換気**（heat hyperventilation）となり，テタニーにまで至ることもある | |
| **紅色汗疹**<br>prickly heat<br>（miliaria rubra） | 汗が表皮内に貯留して紅色丘疹，小水疱または膿疱となる．チクチクした痛痒さを伴う．多くは1～2日で自然軽快する．小児，多汗の人に多い．毛嚢炎と異なり，病変部位と毛は関連ない | |

重症度

床症状からくっきり分類されるものではなく，一連のスペクトラムとしてとらえるべきである
として，日本では表2のようにⅠ度，Ⅱ度，Ⅲ度と分類している．実用的でいいが，海外とは
共通言語になっていないのがつらい．JCSでⅠ-2（見当識障害）があったらすべてⅢ度熱中症
とする．Ⅲ度は中枢神経症状（C：central Nervous System），肝機能障害（H：Hepatic），腎
機能障害（K：kidney），DIC（D：disseminated intravascular coagulation，播種性血管内凝
固症候群）など，臓器障害を右下にⅢC，ⅢCHKなどと記する．あれ？　肝臓なら"Liver"だ
し，肝機能障害ならhepatic dysfunctionだから，"H"表記にするというなら，"hepatic dys-
function"の"H"だよね（形容詞表記）．ところが，腎臓の表記が"K"って"kidney（腎臓）"
（名詞表記）とは，表記のしかたが揃っていなくて，こりゃいかに？　腎機能障害はrenal dys-
functionなので表記を統一するなら，"R"にしなかったのはどうして？　呼吸の"respiratory"
と区別したかったのかもしれないが，それなら，肝臓表記は名詞の"L"とすべきじゃなかっ
たのかなぁ…でもそうすると，"lung（肺）"と間違えるか．どーでもいいけど，名詞と形容詞
の使い方を統一しないのは，勘違いを避けるためなのかもしれないが，正しい英語の使い方で
はないと思う，変なの．雑感御免．

　さて，**暑い環境にいる，またはいた後で体調不良になった場合は，すべて熱中症の可能性が
ある**．現在進行形で暑い環境にいなくても，熱中症の可能性を考慮しないといけない．正確を
期すには直腸温測定が重要だが，現場ではなかなかできない．汗の蒸発があるため，腋窩温ほ

**表2　熱中症の分類2015（日本救急医学会）**

| 新分類 | 症状 | 重症度 | 治療 | 臨床症状からの分類 |
|---|---|---|---|---|
| Ⅰ度（応急処置と見守り） | めまい，立ちくらみ，生あくび大量の発汗<br>筋肉痛，筋肉の硬直（こむら返り）<br>意識障害を認めない（JCS＝0） | | 通常は現場で対応可能→冷所での安静，体表冷却，経口的に水分とNaの補給 | 熱けいれん<br>熱失神 |
| Ⅱ度（医療機関へ） | 頭痛，嘔吐，倦怠感，虚脱感，集中力や判断力の低下（JCS≦1） | | 医療機関での診察が必要→体温管理，安静，十分な水分とNaの補給（経口摂取が困難なときには点滴にて） | 熱疲労 |
| Ⅲ度（入院加療） | 下記の3つのうちいずれかを含む<br>（C）中枢神経症状（意識障害≧JCS2，小脳症状，痙攣発作）<br>（H/K）肝・腎機能障害（入院経過観察，入院加療が必要な程度の肝または腎障害） | | 入院加療（場合により集中治療）が必要→体温管理（体表冷却に加え体内冷却，血管内冷却などを追加） | 熱射病 |
| | （D）血液凝固異常〔急性期DIC診断基準（日本救急医学会）にてDICと診断〕→Ⅲ度の中でも重症型 | | 呼吸，循環管理<br>DIC治療 | |

Ⅰ度の症状が徐々に改善している場合のみ，現場の応急処置と見守りでOK

Ⅱ度の症状が出現したり，Ⅰ度に改善が見られない場合，すぐ病院へ搬送する

Ⅲ度か否かは救急隊員や，病院到着後の診察・検査により診断される

文献6より転載．一部改変．

ど当てにならないものはない．鼓膜温も悪くはないが，それはあくまで病院外でパンツを下ろせないときの苦肉の策として代用するにすぎず，正確な値はわからない．実際には，患者は涼しい救急車で搬送されるので，来院時には教科書に書いてあるようなわかりやすい体温のままであることの方が少ない．やはり**状況証拠としての病歴がすごく大事**．

### 2) 臨床症状のポイント

#### ① 熱けいれん

汗で水分と塩分を失い，水分のみ補ったために相対的低ナトリウム血症になったため，筋肉がつりやすくなったもの．これは高血圧をもった高齢者が日中畑や田んぼに行き，たくさん汗をかいて，塩分をとってはいけないという指導を忠実に守り，お茶ばかり飲んで，夜になって寝返りするたび背中や腹筋，手足がつってしまうという感じでよくやってくる．若者も運動で汗を多量にかいて水分しか補給しないと同じ病態になるが，通常救急受診することはない．だって軽症だもの．

軽症熱中症の小分類として，heat hyperventilation（熱過換気），heat edema（熱浮腫），heat tetany（熱テタニー），prickly heat（紅色汗疹）なんてものがある（表1）．大した治療を必要としないものばかりだけど，知ってると研修医に自慢？できるかも…．

#### ② 熱疲労・熱失神 vs 熱射病の区別よりも，合併症が大事

熱疲労は塩分，水分ともに喪失した状態だが，その多くは水分喪失型であり，急性発症で循環虚脱が前面に出る．一方，塩分喪失型というのもあり，やはり水分補給に比べ塩分の補給が不十分な場合に起こる．熱けいれんとの大きな違いは，全身症状が出る点である．循環虚脱から失神を起こすと熱失神という．

熱射病は中枢神経障害があるもので，見当識障害（JCS I-2）以上の障害あれば異常ととる．脱水の程度に合わせて補正するが，とにかく早く冷やした方がいい．そして，**本当に大事なのは，合併症の早期発見・治療**なんだ（表3）．合併症は熱疲労，熱射病の両方で起こりうるので，熱射病かどうかなどとこだわる必要は全くない．むしろこれらの合併症は，**古典的熱中症でも起こりうるが，圧倒的に運動性熱中症に多い**．① 横紋筋融解症，② 高カリウム血症，③ 低カルシウム血症，④ 高乳酸血症は熱中症の死（4）のカルテットとよばれる．

#### ③ 古典的熱中症か，運動性熱中症かそれが問題だ

圧倒的に運動性熱中症の方が合併症が多くなるため，古典的か運動性かを見極める必要がある（表4）．しかしながら，**若者に多い運動性熱中症の死亡率は5％未満と低く，古典的熱中症は高齢者や免疫低下患者，乳幼児に多いため，死亡率は50％を超える**ともいわれている（N Engl J Med, 380：2449-2459, 2019）．イメージとしては（あくまでイメージですよ），若者が炎天下で運動し過ぎたら，筋肉が崩壊し，その合併症がたいへんで治療も振り回されるが，高齢者は熱波が続くと低温調理でじっくりと細胞が壊れ，乳幼児は電子レンジでチンとしたみたいに細胞がすでに壊れてやってくるため，救急室では手も足も出ないことがある…という感じかな．

## 表3 熱中症の注意すべき合併症

| ① 横紋筋融解症 | 横紋筋融解症から腎不全になってしまうので，十分な輸液が大事．尿がコーラ色になる．尿潜血試験紙でミオグロビン尿もひっかかる． |
|---|---|
| ② 高カリウム血症 | 致死的不整脈をきたす．筋肉が壊れることで高カリウム血症になる．脱水も伴い，低循環から腎障害が起こり，さらに高カリウムの悪循環に陥る． |
| ③ 低カルシウム血症 | 挫滅した筋にカルシウムが沈着するために，低カルシウム血症になる． |
| ④ 高乳酸血症 | 運動性熱中症に多い． |
| ⑤ 中枢神経障害 | 中枢神経障害（JCS I-2以上）があったら熱射病． |
| ⑥ 肝障害 | SIRSにより肝障害をきたす．治療は支持療法のみ． |
| ⑦ 腎障害 | 脱水，横紋筋融解症や高カリウム血症から発症してくる． |
| ⑧ DIC | 熱中症の最重症．ICU管理を要する． |
| ⑨ 感染症 | |

DIC：disseminated intravascular coagulation（播種性血管内凝固症候群），
SIRS：systemic inflammatory response syndrome（全身性炎症反応症候群）

## 表4 古典的熱中症 vs 運動性熱中症

| | 古典的熱中症 | 運動性熱中症 |
|---|---|---|
| 年齢 | 高齢者，乳幼児，子ども | 若年者 |
| 発症様式 | 熱波数日後，車内閉じ込め | 5～8月に多い，炎天下の運動 |
| 活動量 | 安静時 | 激しい運動 |
| 背景 | 慢性疾患をもつことが多い | 元来健康 |
| 薬剤 | 内服中（処方薬） | 通常なし，違法薬物，アルコール |
| 皮膚，汗 | 乾燥肌 | 汗で湿潤 |
| 低循環，脱水 | あまりない（水分は摂っている） | 脱水著明，循環虚脱 |
| 中枢神経障害 | よくある | よくある |
| 酸塩基平衡 | 呼吸性アルカローシス | 代謝性アシドーシス |
| 横紋筋融解症 | 稀 | よくある |
| 肝障害 | 軽度 | 中～高度 |
| 腎不全 | 稀（＜5％） | ときどき（25～30％） |
| DIC | 軽度 | 中～高度 |
| ARDS | よくある | よくある |
| CPK | 軽度上昇 | 高度上昇 |
| 低カルシウム血症 | 稀 | よくある |
| 高カリウム血症 | 稀 | よくある |

ARDS：acute respiratory distress syndrome（急性呼吸促迫症候群）
文献2を参考に作成．

### 3) 古典的熱中症…あなたは騙されていないか?

　古典的熱中症は,熱波(熱帯夜)数日後の高齢者の専売特許だ.それ以外は,車内閉じ込めの乳幼児.特に**古典的熱中症の診断は,暑熱環境滞在歴の状況証拠が大事**だ.

#### ① 気象用語を知っておこう

　気象用語は以下のように整理される.熱帯夜(夕方から翌朝までの最低気温が25℃以上の夜),真夏日(最高気温が30℃以上の日),猛暑日(最高気温が35℃以上の日),夏日(最高気温が25℃以上の日).日本には熱波の定義はないが,アメリカでは最高気温が35℃を越す日が5日以上連続する現象とされている.カナダ西部ブリティッシュコロンビア州で熱波により2021年6/25〜7/1の間に777人の熱中症による突然死が報告された.そもそも涼しいのがウリのバンクーバーで熱波とは,地球温暖化による異常気象もはなはだしいねぇ.同時期にはオレゴン州ポートランドで46.6℃,ワシントン州では47.7℃なんて,体温より高い気温のなかで生き残る自信がない….熱波が続くと,熱中症のリスクが22.5倍になり,85歳以上になると脱水や熱疲労になりやすくなる.

#### ② 病歴聴取のポイント

　**古典的熱中症の病歴聴取のコツは,冷房の有無のみならず,何℃設定で何時間いつ使っているのかまで聞くこと**.そもそもやせ型の高齢者は冷房が嫌いな人が多い.昔は冷房が贅沢品で電気代を食うため,なるべく節約していたんだ.だから家に冷房があっても自分は使っていない高齢者も多い.ひどく設定温度が高かったり(30℃設定って暖房じゃないの? ってこともある),熱帯夜なのに夜はずっと冷房なしでいたりする人もいる.窓を全開にして冷房を弱くかけても,そりゃ

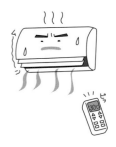

効きませんよっていうオチがついた例もある.あまりに夜が寝苦しいので,毎晩酒を飲んで意識を失うように寝ていた高齢者が,ひどく衰弱したこともあった.

　**家族や救急隊からも情報を集めること**.「窓を開けるといい風が入るし,部屋の暑さは大丈夫」と答える暑さに鈍い高齢患者に対して,若い家人はとても耐えきれない室温だと言い,双方の意見に乖離を認めることも多い.実際に患者さんの部屋を訪れた救急隊の意見を聞くと,「とても堪えられない暑い部屋でした」と教えてくれることも多い.

#### ③ 診断のコツ

　熱波(熱帯夜)が数日続くとぞくぞく高齢者が倒れて搬送されてくるが,主訴は実に多彩(元気がない,ご飯を食べない.両足が立たない.めまいがする.ただつらい,しんどい.反応が鈍い,とにかく入院させてほしい…などなど)だ.とにかく暑い環境にずっといるおかげで細胞が壊れてしまっているんだから,**全身倦怠をいろんな訴えに言い換えてやってくると心**せよ.その際に**必ず致死的となる心筋梗塞による全身倦怠はないか,感染症や薬剤の可能性はないかは頻度が高くまず除外してほしい**.さらに慢性硬膜下血腫や電解質異常,甲状腺機能低下症,貧血などほかの疾患を鑑別していく.熱中症そのものがSIRS(systemic inflammatory response syndrome:全身性炎症反応症候群)により腸管を障害し,細菌のtranslocationをきたし,菌血症をきたしやすい病態なんだ.反対に感染症になっているのに,無理して田んぼの

水を見に行ったり，畑作業に出かけたりで，炎天下でばったり倒れて熱中症を併発することもある．**熱中症に隠れた感染症を見逃さない**のもプロの大事なところ．

**高齢者は熱中症予防にとまめに水分だけはしっかりとっていることも多く，必ずしも脱水を伴わない**．水分のとり方は高齢者の場合個人差が大きい．安易に輸液をバンバン入れると肺水腫になってしまうぞ．それよりまず冷却，涼しい部屋にいることが大事だ．輸液をする場合は，必ず超音波で下大静脈を見て循環血液量を評価しよう．下大静脈がぺちゃんこならしっかり冷たい輸液をし，下大静脈が正常なら過剰な輸液は避けたいところだ．

### ④ BRASH症候群に注意

高齢者が房室結節を抑える β 遮断薬や Ca 拮抗薬内服中に脱水をきたすと，少しの高カリウム血症でも高度徐脈ショックになり，腎障害からさらに高カリウム血症を助長する悪循環無限ループの BRASH 症候群〔B：bradycardia（徐脈），R：renal failure（腎不全），A：AV block（房室ブロック），H：hyperkalemia〕になってしまうので注意が必要だ．暑い季節による脱水が加わると，BRASH 症候群が起きやすくなる（Int J Biometeorol, 58：1513-1520, 2014）．BRASH 症候群はテント T 波のようなわかりやすい心電図変化が出ずに一気に徐脈になるからややこしい（J Emerg Med, 60：818-822, 2021）．通常の治療で反応しない場合は，β 遮断薬や Ca 拮抗薬の中毒と同じように，脂肪製剤（lipid emulsion therapy：イントラリポス® 1.5 mL/kg）で拮抗するんだ．

---

**BRASH症候群**

- B：bradycardia（徐脈），R：renal failure（腎不全），A：AV block（房室ブロック），H：hyperkalemia
- β 遮断薬・Ca 拮抗薬内服中の高齢者＋熱中症による脱水は，高カリウム血症⇔腎障害の無限ループに陥ってしまう

---

### ⑤ 帰宅させる前に

患者さんが一人暮らしなのに，よくなったからといって安易に熱帯のような部屋に帰宅させてしまうと，すぐに救急に舞い戻ってくるか，今度は死亡してしまうので帰宅判断は注意が必要だ．患者さんが「帰宅できる環境」かどうかを判断するのも大事なんだ．

乳幼児の車内閉じ込めは，ほんの数時間で車内温度が急上昇し死亡してしまう．乳児はもちろん自分で逃げるすべはない．幼児の場合は，とにかく車内閉じ込め状態になったら，クラクションを鳴らして助けを呼ぶように事前に教育しておくしかない．

---

**古典的熱中症**

- 熱帯夜後の高齢者，車内閉じ込めの乳幼児
- 冷却が大事．必ずしも脱水は伴わないので，超音波で下大静脈を確認せよ
- BRASH症候群に注意せよ
- 家の環境確認を詳細に．今後の生活も視野に入れるべし

---

### 4) 運動性熱中症

　高温環境下で激しい運動を行い発症する運動性熱中症では，汗の蒸発能力に比べて，筋肉での熱産生量や高温環境から受ける熱量が多いため，熱が蓄積して発生してしまう．運動性熱中症は，古典的熱中症と異なり，ほぼ脱水を伴っている．

### ① 高度脱水

　脱水のために低循環になり多臓器に影響が出てくる．超音波で下大静脈の虚脱を確認し，下大静脈を指標に積極的に冷たい輸液をしていくといい．低循環における下大静脈の超音波評価は感度100 %，特異度88 %となかなかいいんだから（Trauma Mon, 20：e20095, 2015）．各臓器に十分血液・酸素が行きわたらなくなると臓器虚血症状が出てくる．低循環から虚血になり腹痛（虚血性腸炎）となる症例も報告されている（Case Rep Med, 2016：5217690, 2016／Korean J Gastroenterol, 74：115-118, 2019）．熱中症でも腹痛が出るんだよ．

### ② 横紋筋融解症，高カリウム血症，多臓器不全

　**横紋筋融解症が起こると，ミオグロビンが腎障害を引き起こす．ミオグロビン尿になると尿がコーラ色になる**．泡立っていても決してコーラではないので飲まないように（飲むわけないよね）（図1）．**尿試験紙の潜血反応はヘモグロビンのみならずミオグロビンにも反応する**．尿潜血が強陽性で，尿沈渣で赤血球を認めなければ，尿ミオグロビンを強く疑うことになる．院外のスポーツ行事で引っ張り出されたときには，尿試験紙を持参するといいよ．

　また細胞内からカリウムがでてくるため**高カリウム血症から致死的不整脈**を起こしてしまう．高カリウム血症では徐脈低血圧になり，腎血流が低下してしまう．さらに脱水による低循環のためさらに腎障害が進行し，また高カリウム血症を助長するという悪循環に陥ってしまう．BRASH症候群では薬剤の影響が大きく，軽度の高カリウム血症でも悪循環に至るが，若年者の場合は高度高カリウム血症にならなければ無限ループにはなりにくい．

　さらに高度脱水による低循環やSIRSのサイトカインなどにより，中枢神経障害，肝障害，腎障害，DICを合併してくるので，しっかりとした検索が必要となる．DICの合併は最重症でICU管理が必要となる．運動性熱中症の合併症発生機序を図2にまとめてみた．わかりやすいでしょ？

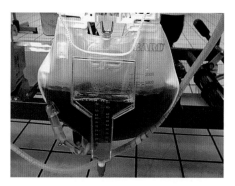

**図1　ミオグロビン尿：コーラ色の尿**

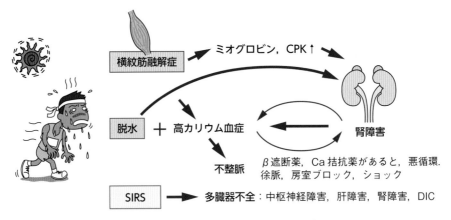

**図2 運動性熱中症の合併症発症機序**

---

**運動性熱中症**

- 脱水必発．合併症を見逃すな
- 死（4）のカルテット：① 横紋筋融解症，② 高カリウム血症，③ 低カルシウム血症，
  ④ 高乳酸血症
- 中枢神経障害，肝障害，腎障害，DIC を探すべし

---

**研修医 M**

「どんな人がハイリスクなんですか？ うちわであおぐのって時代遅れなんですか？」

治療と予防は次号のお楽しみ♪ フッフッフ

---

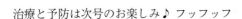

*Check！* 文献

1) Gauer R & Meyers BK：Heat-Related Illnesses. Am Fam Physician, 99：482-489, 2019
   （PMID：30990296）
   ↑必読文献．熱中症の review．これに掲載のアルゴリズムは体温で重症度を分類しているが，体温は来院時には下がっている場合も多く，ちょっといただけない．

2) Epstein Y & Yanovich R：Heatstroke. N Engl J Med, 380：2449-2459, 2019（PMID：31216400）
   ↑よくまとまっており，必読です．

3) Lipman GS, et al：Wilderness Medical Society Clinical Practice Guidelines for the Prevention and Treatment of Heat Illness: 2019 Update. Wilderness Environ Med, 30：S33-S46, 2019（PMID：31221601）
   ↑必読文献．米国野外医療学会（Wilderness MedicalSociety）のガイドライン．

4) Hopp S, et al：Medical diagnoses of heat wave-related hospital admissions in older adults. Prev Med, 110：81-85, 2018（PMID：29428173）

　↑1999〜2010年のMedicareデータ（2,370万人）をもとに熱波の影響を分析した．熱波が2日以上続くと，平常時と比べて熱中症のリスクはRR 22.5となり，高浸透圧になるリスクはRR 1.4，低浸透圧はRR 1.2，腎障害はRR 1.1となった．85歳以上の群は，65〜74歳の群と比べて，脱水や熱疲労になりやすくなる．

5) Farkas JD, et al：BRASH Syndrome: Bradycardia, Renal Failure, AV Blockade, Shock, and Hyperkalemia. J Emerg Med, 59：216-223, 2020（PMID：32565167）

　↑元来房室ブロックをきたす薬剤（β遮断薬やCa拮抗薬）内服中では軽度の高カリウム血症でも高度の徐脈・ショックをきたし，腎障害からさらに高カリウム血症を助長するという病態をBRASH症候群という．脱水＋高カリウム血症も低循環のため同様な病態になる．

6) 日本救急医学会 熱中症に関する委員会：熱中症診療ガイドライン 2015. 2015 https://www.jaam.jp/info/2015/pdf/info-20150413.pdf

7) Palmisano P, et al：Relationship between seasonal weather changes, risk of dehydration, and incidence of severe bradyarrhythmias requiring urgent temporary transvenous cardiac pacing in an elderly population. Int J Biometeorol, 58：1513-1520, 2014（PMID：24146304）

　↑2007〜2012年の観察研究．79例の高齢者が高度徐脈からペースメーカー挿入を要したが，特に暑い夏に多かった．

8) Vishnu VK, et al：BRASH Syndrome: A Case Report. J Emerg Med, 60：818-822, 2021（PMID：33640217）

　↑BRASH症候群の症例報告．通常のテントT波のような心電図波形なしに一気に徐脈ショックになるのがこわいところ．ショックがなければイソプレナリンを，ショックがあればアドレナリン持続点滴が望ましい．

9) Ghane MR, et al：Accuracy of Rapid Ultrasound in Shock（RUSH）Exam for Diagnosis of Shock in Critically Ill Patients. Trauma Mon, 20：e20095, 2015（PMID：25825696）

　↑低循環ショックにおける下大静脈の超音波評価は感度100% 特異度88.9%，心原性なら感度90% 特異度94.7%，閉塞性なら感度90.9% 特異度90.9%，分配性なら感度72.7% 特異度100%，混合型なら感度63.6% 特異度87.5%．下大静脈評価は両極端（高度低下，高度緊満）に役立つんだよね．

10) Farkas JD, et al：BRASH Syndrome: Bradycardia, Renal Failure, AV Blockade, Shock, and Hyperkalemia. J Emerg Med, 59：216-223, 2020（PMID：32565167）

　↑BRASH症候群の症例報告．房室結節抑制薬の関与は大きいが，夏場や脱水がきっかけになりやすい．β遮断薬やCa拮抗薬を拮抗するために脂肪製剤やグルカゴン，高容量インスリン療法なども使用される．

## No way！アソー！モジモジ君の言い訳

~そんな言い訳聞き苦しいよ！
No more excuse！No way！アソー（Ass hole）！

×「どうも不定愁訴なんですよ．あ，冷房はあるっていうので熱中症はないかと思います」

→冷房は息子夫婦の部屋にあって，この高齢患者の寝室にはないということ．日中も真夏日なのに冷房が嫌いで部屋を開け放していたから大丈夫といっても，気温が高すぎて，熱中症になったんだよ．

× 「意識障害はないので，あっても熱疲労くらいですかね」

→合併症をしっかり探さないとダメ．採血したらCPKも上昇し，肝機能も悪くなってるじゃないか．

× 「炎天下で運動したらしいんですが，そんなに体温は高くないですねぇ」

→腋窩温測定は汗のため間違いやすい．すぐに直腸温を測定しよう．救急車内は冷房が効いているので，搬送時間が長ければ体温も下がってくるので，現場ではもっと高かったと考えよう．

× 「どう考えても炎天下で田んぼで倒れていたなんて熱中症でしょう」

→熱中症らしくても感染症が先行している場合もあるので，感染症を見逃してはいけないよ．

**林　寛之（Hiroyuki Hayashi）：福井大学医学部附属病院救急科・総合診療部**

福井総合診療・総合内科センターでは秋から海外講師の講義が目白押しです．ディズニーの年間パスポートじゃないけど，登録すれば案内が1年間は届くようになったよ（https://ggg.med.u-fukui.ac.jp/）．医学生，初期研修医の皆さんはふるってご参加ください．福井県で研修すれば，後期研修以降もがっちりスクラム組んで優秀な腕のいい総合医を育てるよ．待ってるよ～．

| 1986 | 自治医科大学卒業 | 日本救急医学会専門医・指導医 |
| 1991 | トロント総合病院救急部臨床研修 | 日本プライマリ・ケア連合学会認定指導医 |
| 1993 | 福井県医務薬務課所属　僻地医療 | 日本外傷学会専門医 |
| 1997 | 福井県立病院ER | Licentiate of Medical Council of Canada |
| 2011 | 現職 | |

★後期研修医大募集中！ 気軽に見学にどうぞ！ Facebook⇒福井大学救急部・総合診療部

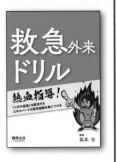

# シンプルにわかる
# 循環器内科
# 研修ハンドブック

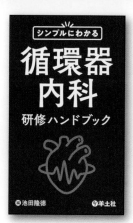

**新刊**

編集／池田隆徳

□ 定価4,180円(本体3800円+税10%) □ B6変型判 □ 310頁 □ ISBN 978-4-7581-0585-9

● 循環器内科研修に必須の内容をコンパクトに網羅
● 救急対応疾患も多い循環器における, 基本的な検査のみかた, 薬物の使い方, 観血的治療法のポイントなど, 他科でも役立つエッセンスが効率的に学べる!

## 循環器内科研修に携帯するならこの一冊!

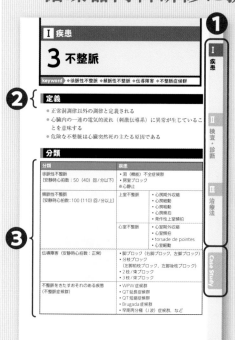

**❶ 重要ポイントが自然に身につく!**

診療の基本を体系的に学べるパートと実践に活かせるcase studyのパートを相互に参照しやすい構成です.
「基本」⇔「実践」の行き来で
重要ポイントが頭に入ってきます

**❷ 現場ですばやく情報を検索できる!**

「共通見出し」+「箇条書き」の
シンプルな記載です

**❸ 一覧でひと目でわかる!**

疾患,検査・診断,治療法に関して
押さえておくべき情報が
表に整理されています

発行 **羊土社** 〒101-0052 東京都千代田区神田小川町2-5-1 TEL 03(5282)1211 FAX 03(5282)1212
YODOSHA E-mail : eigyo@yodosha.co.jp
URL : www.yodosha.co.jp/

ご注文は最寄りの書店, または小社営業部まで

# 対岸の火事
## 研修医が知って得する日常診療のツボ
# 他山の石
中島 伸

他人の失敗を「対岸の火事」と笑い飛ばすもよし，「他山の石」と教訓にするのもよし．研修医時代は言うに及ばず，現在も臨床現場で悪戦苦闘している筆者が，自らの経験に基づいた日常診療のツボを語ります．

### その242
## 驚きの研修医

某月某日の総合診療科外来．

外来ナース「頭痛の方なんですけど，中島先生にお願いしてもいいですか？」

中島「いいっすよ」

外来ナース「目の奥が痛いらしいんですよ」

中島「おおーっ！」

医学生「今のでわかったんですか？」

中島「診断は何やと思う？」

医学生「さあ，群発頭痛でしょうか」

中島「なかなかいいところを突いているけど，群発頭痛って3年に1例くらいしか見かけないぞ」

医学生「そんなに少ないんですか？」

中島「緊張型頭痛や片頭痛と並んであげられているからつい錯覚してしまうけどな．実は全然少ないんや」

医学生「じゃあ，群発頭痛ではないんでしょうか？」

中島「いやいや片目の奥が痛いか両目の奥が痛いかが大切や．片目の奥が痛いんやったら群発頭痛の可能性も大いにあると思うよ」

たまたま医学生の見学があったので偉そうな講釈を垂れてしまいました．患者さんは30歳代の男性です．

中島「ウチは教育病院なので，ちょっとご協力をお願いしたいんですよ」

患者「ええ」

中島「教育の一環として，最初に研修医が診察し，その後で私と一緒にディスカッションしながら診断を進めていくというふうにしたいんです」

患者「いいですよ」

中島「じゃあ，研修医が到着するまで，簡単にお話を伺っておきますね．目の奥が痛いということですが，痛いのは両目ですか片目ですか？」

患者「左目だけです」

中島「いつ頃からですか？」

患者「1週間ほど前からですね」

そうこうしているうちに研修医が外来に到着しました．

中島「こちらは研修医の〇〇です．ご協力よろしくお願いします」

患者「よろしくお願いします」

中島「〇〇先生，頭痛の患者さんやから，まず先生が病歴と身体所見をとったうえで一段落ついたら僕に連絡してくれるか．その時点で鑑別診断をあげてもらうからな」

研修医「わかりました」

中島「それと医学部の学生さんが見学に来てはるからな．お手本を見せてくれ」

研修医「わかりました」

外来研修といっても午前中かかって1例くらいのペースになるので，横につきっぱなしというわけにはいきません．研修医が診察している間に別の患者さんの診察や書類仕事をすませていきます．30分ほど経ったごろ，院内PHSが鳴りました．

研修医「先ほどの患者さんの診察が終わりました」

中島「よっしゃ，そっちに行くから僕にプレゼンしてくれ」

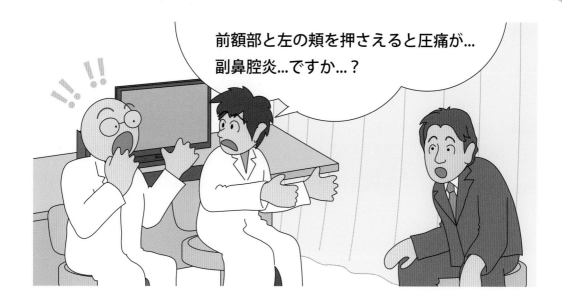

前額部と左の頬を押さえると圧痛が...
副鼻腔炎...ですか...?

急いで外来に向かいます.

中島「じゃあ，今から○○先生にプレゼンしても
　　　らうんで，もし間違っているところとか
　　　あったら，遠慮なく指摘してくださいよ」
患者「わかりました」
研修医「でははじめます．××さん，37歳の男性
　　　で，主訴は頭痛です」
中島「ふむふむ」
研修医「1週間ほど前から左目の奥が痛くなり，近
　　　所のクリニックを受診して片頭痛と診断さ
　　　れ，内服薬を処方されました」
中島「なるほど」
研修医「痛みがなかなか治らないので当院の総合診
　　　療科を受診されました」
中島「ちょっと待った！処方された内服薬を飲
　　　んで効いたのかどうか，それは確認した
　　　か？」
研修医「あっ，確認していません」
患者「全然効きませんでした」
中島「それは重要な情報やろ」
研修医「すみません」

　外来研修というのは大体いつもこんなやり取りに
なります.

中島「じゃあ，続きをいってみよか」
研修医「頭を振ったり，下を向いたりすると痛みが
　　　増強するそうです．また，こうして座って
　　　いると頭痛はマシなのですが，横になると
　　　悪化するといっておられました」
中島「お，おう」

　ちょっと，いきなり核心を突きすぎじゃないです
か，それ.

研修医「身体診察ですが，異常所見だけ言います
　　　と，前額部と左の頬を押さえると圧痛があ
　　　ります」
中島「な，なるほど．するとどういう疾患が鑑別
　　　診断としてあがってくるかな？」
研修医「副鼻腔炎ですか」
中島「それだけ？」
研修医「それだけですけど」
中島「いきなり正解せんと，研修医らしくちょっ
　　　とは外せよ！」
研修医「すみません」

　どう考えても副鼻腔炎狙いの病歴聴取と身体診察
です．もうちょっと間の抜けたことを言ってくれな
いと指導医としての立場がありません.

研修医「実は僕も副鼻腔炎があって，ときどき，頭痛が出るんです」

中島「そうか，それでか．まだ研修がはじまったばかりやのに，もう卒業させなあかんかと思ったがな」

研修医「すみません」

中島「ほな，副鼻腔炎の可能性が高いと考えた場合，次の一手はどうするかな」

研修医「炎症があるかないか，血液検査で確認するんでしょうか？」

　ようやく研修医らしく外してくれました.

中島「それも悪くないけどな．副鼻腔炎と思ったら耳鼻科に診てもらうやろ，普通．先生も耳鼻科に通っているのと違うか？」

研修医「そうですね」

中島「でも，耳鼻科にコンサルするにしても，裏付けがあった方がいいから，先に副鼻腔も含めて頭部CTを撮影しようぜ」

研修医「なるほど」

中島「ちなみに副鼻腔といっても種類があるけど，どの副鼻腔の炎症やと思う？」

研修医「前頭洞しか知らないです」

中島「ほかに上顎洞，篩骨洞，蝶形骨洞もあるよな，覚えておこか」

研修医「はい」

　研修医がいきなり正診したので驚きましたが，ここに来てようやく指導医らしい話ができるようになりました.

中島「ほんで，ここからが生活の知恵や．耳鼻科のコンサルは12時までしかできんけど，もう11時半に近いからな．先に耳鼻科にコンサルを送っておいてからCTを撮影しよか」

研修医「CTで副鼻腔炎の有無を確認してから耳鼻科にコンサルを出すんじゃないんですか？」

中島「そんなことしたら12時を過ぎてしまうやないか．もしCTで副鼻腔炎がなかったら黙ってコンサルを取り消しといたらええんや」

研修医「そんな手があるんですね」

中島「患者さんにまた来てもらうのも気の毒やからな，今日のうちに決着をつけた方がええやろ」

患者「助かります」

　というわけで患者さんにはCT撮影に行ってもらいました．で，再び30分ほど経ったころに研修医からの院内PHSが鳴りました.

研修医「さっきの患者さんのCT撮影が終わったんですが，耳鼻科の先生がすでに確認して『副鼻腔炎があるから，すぐに耳鼻科外来に来てもらえ』と言ってはるんです」

中島「どの副鼻腔や？」

研修医「それはちょっと，よくわかりません」

中島「じゃあ先生と一緒にCTを確認して，患者さんにもよく説明して，それから耳鼻科外来に行ってもらおか．そのくらいの時間はあるやろ」

研修医「わかりました」

　電子カルテのモニターに写し出されたCTの画像を見ると，左の篩骨洞が曇っています.

中島「おっ，左目の奥が痛いという症状にピッタリ一致しとるな」

研修医「そうですね」

患者「どんな治療をするのでしょうか？」

中島「おそらく，まずは内服治療じゃないでしょうか．手術は最終手段ですね」

患者「えっ，手術するんですか？」

中島「いやいや，手術は最終手段ですけど，頭の隅には置いておいた方がいいと思いますよ．ともかく，耳鼻科外来に案内しましょう」

患者 「ありがとうございます」

　ということで，研修医とともに歩いて患者さんを耳鼻科外来に案内しました．

中島 「もう1つ生活の知恵を教えておこう．総診外来で患者さんに書いてもらったピンク色の問診票やけどな．僕が手にもって耳鼻科外来に来たわけよ．これをそのまま使ったら患者さんも看護師さんも二度手間にならんですむやろ」

耳鼻科ナース 「あざーす！」

研修医 「いろいろな知恵があるんですね」

　ということで，ある日の外来研修，医学部を卒業したばかりの研修医がいきなり正しい診断をつけたのには驚きました．見学に来ていた医学生も楽しんでくれたようで何よりです．はじまったばかりの頃は戸惑うことの多い外来研修でしたが，徐々にペースを掴んで，サマになってきました．読者の皆様の実り多い研修をお祈りいたします．

最後に1句

> 最初から　正しい診断　するよりも
> 　　　　　ちょっとは外せ　研修医なら

中島　伸
（国立病院機構大阪医療センター脳神経外科・
　総合診療科）

**著者自己紹介**：1984年大阪大学卒業．
脳神経外科・総合診療科のほかに麻酔科，放射線科，
救急などを経験しました．

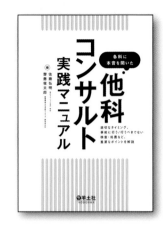
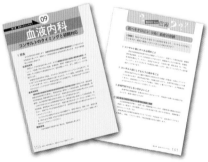

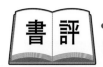

# 各科に本音を聞いた
# 他科コンサルト実践マニュアル
適切なタイミング、事前に行う/行うべきでない検査・
処置など、重要なポイントを解説

編／佐藤弘明，齋藤俊太郎
定価4,840円（本体4,400円＋税10％），
B5版，323頁，羊土社

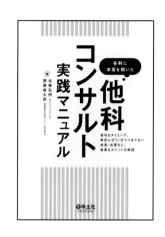

本書『他科コンサルト実践マニュアル』は研修医向け書籍を執筆され，ブログや出版社で国家試験対策などを行ってきた佐藤弘明先生，慶應義塾大学病院リウマチ・膠原病内科の齋藤俊太郎先生により企画・編集されたマニュアルで，他科へのコンサルテーションの際に注意するべき点が実践的にまとめられています．

コンサルトのしかたが系統立てて記載されており，ジャンルとしても類書を見ない内容です．研修医や専修医にとって学ぶべき初歩的なルールが記載されている他，各科の専門的な内容も記載されており，上級医の先生方にとっても読みごたえがある一冊になっています．図表も多く掲載され，できるだけコンサルトをする場面で調べものをしないですむように工夫されています．

さらに本書は各科ごとに① 救急外来やその他の場面で，どのタイミングで，どこまで自分で行ってからコンサルトをするのが適切かという問いに対し応える「コンサルトのタイミングと初期対応」，② コンサルトをする側からの質問に専門科が応える「他科からの質問」，③ コンサルトされる専門科からの要望である「他科へのお願い」の3部構成であり，実際の臨床現場の声から記述されたきわめて臨場感のある内容となっています．病院ごとの事情でコンサルトの際のルールの違いもあると考えられますが，その辺りも加味し可能な限り一般的な表現になっています．

また，コンサルトについてはこう記載した方がよいだろう，というような読者の皆様からの発展的なご意見ご要望や，その他諸々のご質問もお待ちしているようですので，意見を寄せてみてはいかがでしょうか？（https://www.yodosha.co.jp/inquiry.html まで）

本書が，皆様の日常診療のレベルアップに少しでも貢献することを祈念しております．

（評者）竹内　勤（慶應義塾大学医学部内科学教室 リウマチ・膠原病内科　名誉教授）

## 編集部に届いた本

# ストップ！肺炎〈一般用／冊子版〉
編／日本呼吸器学会
A5判，42頁，日本呼吸器学会

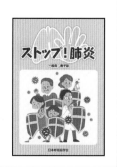

肺炎予防の啓発のため，日本呼吸器学会が作成・無料配布している冊子です．感染対策，ワクチン，栄養管理，口腔ケアなどによる肺炎予防と早期発見のポイント，COVID-19についてなど，患者指導にも活かせる基本知識がわかりやすくまとめられています．入手方法は日本呼吸器学会Webページ（https://www.jrs.or.jp/modules/guidelines/index.php?content_id=63）をご覧ください．本冊子のPDFデータの無料公開もしていますので，ぜひ患者さんにもご紹介ください．

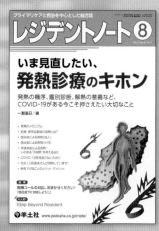
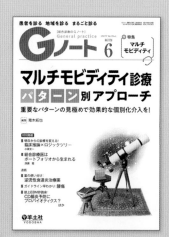
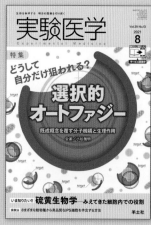

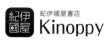

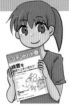
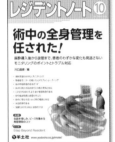
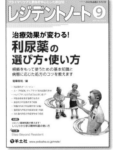
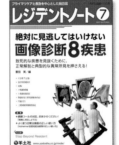
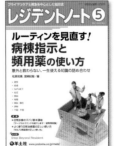

### 2021年4月号 (Vol.23 No.1)

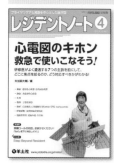

## 心電図のキホン
## 救急で使いこなそう！

研修医がよく遭遇する7つの主訴を
前にして、どこに焦点を絞るのか、
どう対応すべきかがわかる！

編集／矢加部大輔

### 2021年3月号 (Vol.22 No.18)

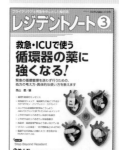

## 救急・ICUで使う
## 循環器の薬に
## 強くなる！

緊急の循環管理を迷わず行うための、
処方の考え方・具体的な使い方を
教えます

編集／西山　慶

### 2021年2月号 (Vol.22 No.16)

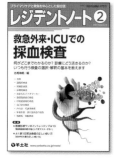

## 救急外来・ICUでの
## 採血検査

何がどこまでわかるのか？
診療にどう活きるのか？
いつも行う検査の選択・解釈の
基本を教えます

編集／志馬伸朗

### 2021年1月号 (Vol.22 No.15)

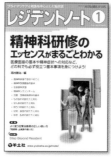

## 精神科研修の
## エッセンスが
## まるごとわかる

医療面接の基本や精神症状への
対応など、どの科でも必ず役立つ
基本事項を身につけよう！

編集／西村勝治

### 2020年12月号 (Vol.22 No.13)

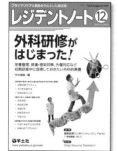

## 外科研修が
## はじまった！

栄養管理、疼痛・感染対策、
外傷対応など初期研修中に
会得しておきたい外科的素養

編集／今村清隆

### 2020年11月号 (Vol.22 No.12)

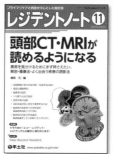

## 頭部CT・MRIが
## 読めるようになる

異常を見分けるために
まず押さえたい、解剖・撮像法・
よく出会う疾患の読影法

編集／横田　元

以前の号はレジデントノートHPにてご覧ください ▶ www.yodosha.co.jp/rnote/

## バックナンバーのご購入は, 今すぐ！

● お近くの書店で：レジデントノート取扱書店
（小社ホームページをご覧ください）

● ホームページから
www.yodosha.co.jp/

● 小社へ直接お申し込み
TEL　03-5282-1211 (営業)
FAX　03-5282-1212

※ 年間定期購読もおすすめです！

## レジデントノート 電子版 バックナンバー

現在市販されていない号を含む,
レジデントノート月刊 既刊誌の
創刊号〜2018年度発行号までを,
電子版 (PDF) にて取り揃えております.

・購入後すぐに閲覧可能　・Windows/Macintosh/iOS/Android 対応

詳細はレジデントノートHPにてご覧ください

# レジデントノート増刊

**1つのテーマをより広くより深く**

□ 年6冊発行　□ B5判

## Vol.23 No.11　増刊（2021年10月発行）

### 心不全診療パーフェクト

シチュエーション別の
考え方・動き方を身につけて
心不全パンデミックに立ち向かう

**詳細は
1906ページ**

編集／木田圭亮

□ 定価 5,170円（本体4,700円＋税10％）
□ ISBN978-4-7581-1669-5

## Vol.23 No.8　増刊（2021年8月発行）

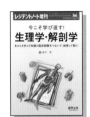

### 今こそ学び直す！
### 生理学・解剖学

あのとき学んだ知識と臨床経験を
つないで、納得して動く！

編集／萩平　哲

□ 定価 5,170円（本体4,700円＋税10％）
□ ISBN978-4-7581-1666-4

## Vol.23 No.5　増刊（2021年6月発行）

### ステロイド
### 研修医はコレだけ覚える

原理やCommon Diseaseでの基本の
使い方からトラブルシューティングまで
知りたいことを凝縮！

編集／蓑田正祐

□ 定価 5,170円（本体4,700円＋税10％）
□ ISBN978-4-7581-1663-3

## Vol.23 No.2　増刊（2021年4月発行）

### 症候診断ドリル

エキスパートの診断戦略で
解き明かす必ず押さえておきたい
23症候

編集／鋪野紀好

□ 定価 5,170円（本体4,700円＋税10％）
□ ISBN978-4-7581-1660-2

## Vol.22 No.17　増刊（2021年2月発行）

### 複雑度別の症例で学ぶ
### マルチモビディティ診療の
### 考え方と動き方

多疾患併存状態を読み解き、治療の優先
順位をつけ、適切にアプローチする

編集／佐藤健太

□ 定価 5,170円（本体4,700円＋税10％）
□ ISBN978-4-7581-1657-2

## Vol.22 No.14　増刊（2020年12月発行）

### できる！使いたくなる！
### 腹部エコー

解剖学的知識と臓器別の
走査・描出のコツ、異常所見を学ぶ

編集／岡庭信司

□ 定価 5,170円（本体4,700円＋税10％）
□ ISBN978-4-7581-1654-1

## Vol.22 No.11　増刊（2020年10月発行）

### がん患者の診かた・接し方
### 病棟・外来の最前線でできること

副作用・合併症・急性症状に対応する、
納得の緩和ケアを目指し、
家族とも適切に対話する

編集／山内照夫

□ 定価 5,170円（本体4,700円＋税10％）
□ ISBN978-4-7581-1651-0

## Vol.22 No.8　増刊（2020年8月発行）

### 日常診療の
### 質が上がる新常識

疾患、治療法、薬剤など
明日からの診療が変わる21項目

編集／仲里信彦

□ 定価 5,170円（本体4,700円＋税10％）
□ ISBN978-4-7581-1648-0

## Vol.22 No.5　増刊（2020年6月発行）

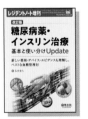

### 改訂版
### 糖尿病薬・インスリン治療
### 基本と使い分けUpdate

新しい薬剤・デバイス・エビデンスも
理解し、ベストな血糖管理を！

編集／弘世貴久

□ 定価 5,170円（本体4,700円＋税10％）
□ ISBN978-4-7581-1645-9

## Vol.22 No.2　増刊（2020年4月発行）

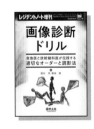

### 画像診断ドリル

救急医と放射線科医が伝授する
適切なオーダーと読影法

編集／藪田　実，篠塚　健

□ 定価 5,170円（本体4,700円＋税10％）
□ ISBN978-4-7581-1642-8

発行　羊土社 YODOSHA

〒101-0052　東京都千代田区神田小川町2-5-1　TEL 03（5282）1211　FAX 03（5282）1212
E-mail：eigyo@yodosha.co.jp
URL：www.yodosha.co.jp/

ご注文は最寄りの書店，または小社営業部まで

# レジデントノート 次号**12**月号 予告

（Vol.23 No.13）2021 年 12 月 1 日発行

## 特 集

# 敗血症患者を "一晩" 診るために 必要な意思決定（仮題）

### 編集／髙場章宏（JA広島総合病院 救急・集中治療科）

敗血症は緊急度が高く，早期に診断・治療できるかどうかが予後を左右しうる疾患です．一晩の遅れが命取りとなり，その対応に不安を覚える方も多いのではないでしょうか．
12月号では，敗血症診療について必ず押さえておくべき事項・迷いがちな意思決定のポイントについて，「閉塞性腎盂腎炎による敗血症性ショックの高齢女性」という1つの症例の時系列に沿う形で具体的に解説します．

## 連 載

※タイトルはすべて仮題です．内容，執筆者は変更になることがございます．

## レジデントノート購入のご案内

### これからも臨床現場での「困った!」「知りたい!」に答えていきます!

#### 年間定期購読 (送料無料)

● 通常号 〔月刊 2,200円 (10%税込) ×12冊〕
…定価 26,400円 (本体 24,000円 + 税 10%)

● 通常号 + 増刊号
〔月刊 12冊 + 増刊 5,170円 (10%税込) ×6冊〕
…定価 57,420円 (本体 52,200円 + 税 10%)

● 通常号 + WEB版 ※1
…定価 30,360円 (本体 27,600円 + 税 10%)

● 通常号 + WEB版 ※1 + 増刊号
…定価 61,380円 (本体 55,800円 + 税 10%)

便利でお得な
年間定期購読を
ぜひご利用ください!

✓ 送料無料 ※2
✓ 最新号がすぐ届く!
✓ お好きな号から
はじめられる!
✓ WEB版で
より手軽に!

※1 WEB版は通常号のみのサービスとなります
※2 海外からのご購読は送料実費となります

#### 下記でご購入いただけます

● お近くの書店で
レジデントノート取扱書店 (小社ホームページをご覧ください)
● ホームページから または 小社へ直接お申し込み
www.yodosha.co.jp/
TEL 03-5282-1211 (営業) FAX 03-5282-1212

### ◆ 編集部より ◆

　今号の特集は「呼吸困難 考えて, 動く!」です. レジデントノートで呼吸困難にフォーカスしたことはあまりなかったのですが, 病態を"考えて"診療するための呼吸生理の知識から, 緊急性が求められる場でどう"動く"べきか, まで丁寧にご解説いただき, とても実践的な特集となりました. 各項目も読みながら"考えて"学べるようご執筆いただいていますので, 楽しんでお読みいただけば幸いです.
　また,「日常診療のズバリ基本講座」では, 医療スタッフとのコミュニケーションで活きるスキルが学べます. こちらもぜひご覧ください. (溝井)

# レジデントノート

Vol. 23 No. 12 2021 〔通巻 322号〕
2021年 11月 1日発行 第 23巻 第 12号
ISBN978-4-7581-1670-1

定価 2,200円 (本体 2,000円 + 税 10%)〔送料実費別途〕

年間購読料
　定価 26,400円 (本体 24,000円 + 税 10%)
　　〔通常号 12冊, 送料弊社負担〕
　定価 57,420円 (本体 52,200円 + 税 10%)
　　〔通常号 12冊, 増刊 6冊, 送料弊社負担〕
　　※海外からのご購読は送料実費となります
　　※価格は改定される場合があります

© YODOSHA CO., LTD. 2021
Printed in Japan

| | |
|---|---|
| 発行人 | 一戸裕子 |
| 編集人 | 久本容子 |
| 副編集人 | 保坂早苗, 遠藤圭介 |
| 編集スタッフ | 田中桃子, 清水智子,<br>伊藤 駿, 溝井レナ |
| 広告営業・販売 | 松本崇敬, 中村恭平, 加藤 愛 |
| 発行所 | 株式会社 羊 土 社 |
| | 〒 101-0052 東京都千代田区神田小川町 2-5-1<br>TEL 03(5282)1211 / FAX 03(5282)1212<br>E-mail eigyo@yodosha.co.jp<br>URL www.yodosha.co.jp/ |
| 印刷所 | 三報社印刷株式会社 |
| 広告申込 | 羊土社営業部までお問い合わせ下さい. |

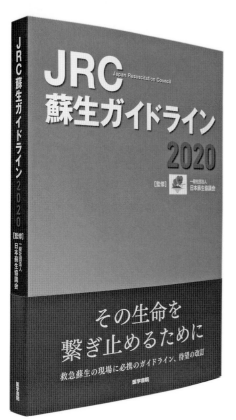

# 糖尿病専門医研修ガイドブック（改訂第8版）

## 日本糖尿病学会専門医取得のための研修必携ガイド

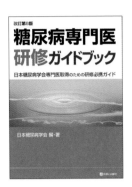

日本糖尿病学会　編集

□B5判　580頁　定価9,350円（本体8,500円＋税）　ISBN978-4-7878-2432-5

日本糖尿病学会専門医認定委員会による「糖尿病専門医研修カリキュラム」に準拠したガイドブックの改訂第8版．2017年発行の改訂第7版の項目を改めて大幅に見直した．『糖尿病診療ガイドライン2019』に準拠し，食事療法，患者の自己管理教育・療養指導を充実．新規薬剤や臨床エビデンスについてもアップデート．日本糖尿病学会が総力を結集したスタンダードテキストであり，糖尿病専門医を目指すすべての医師必携の書！

■目次

# 糖尿病学2021

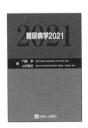

国家公務員共済組合連合会　虎の門病院院長　門脇　孝　編集
東京大学大学院医学系研究科　糖尿病・代謝内科教授　山内　敏正

□B5判・172頁・定価10,450円（本体9,500円＋税）　ISBN978-4-7878-2507-0

日進月歩の糖尿病学のなかでも特に日本人研究者の研究を取り上げ，専門的に紹介したイヤーブック．今年も基礎研究から臨床・展開研究まで，この1年の進歩が18編の論文に凝縮されている．これに加え，2020年Claude Bernard賞受賞の栄誉を受けた編者による巻頭論文（特別企画）では，そのinnovative leadershipを讃えられた一連の革新的研究のこれまでと現在の課題を解説．糖尿病研究者のみならず一般臨床医にとっても必読の書．

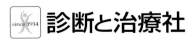
診断と治療社

〒100-0014　東京都千代田区永田町2-14-2山王グランドビル4F
電話 03（3580）2770　FAX 03（3580）2776
http://www.shindan.co.jp/
E-mail:eigyobu@shindan.co.jp

（21.08）

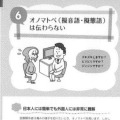
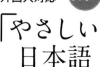
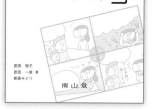

各研究分野を完全網羅した最新レビュー集

# 実験医学増刊号

年8冊発行 ［B5判］
定価 5,940円
（本体 5,400円＋税10%）

Vol.39 No.15（2021年9月発行）

## 神経免疫 メカニズムと疾患

神経系と免疫系を結ぶ分子機構の解明から
バイオマーカー・治療標的の探索まで

編集／山村　隆

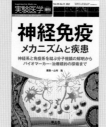

最新刊!!

発行　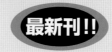羊土社 YODOSHA　〒101-0052　東京都千代田区神田小川町2-5-1　TEL 03(5282)1211　FAX 03(5282)1212
E-mail：eigyo@yodosha.co.jp
URL：www.yodosha.co.jp/

ご注文は最寄りの書店，または小社営業部まで

# レジデントノート　11月号
## 掲載広告　INDEX

---

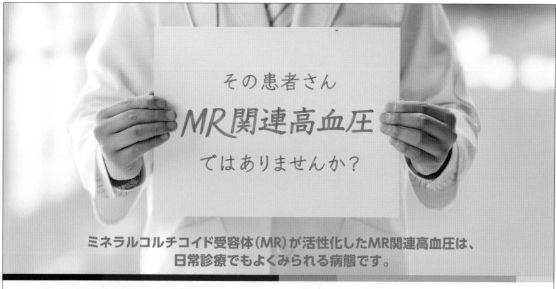

ミネラルコルチコイド受容体(MR)が活性化したMR関連高血圧は、日常診療でもよくみられる病態です。

## 2. 禁忌（次の患者には投与しないこと）

2.1 本剤の成分に対し過敏症の既往歴のある患者
2.2 高カリウム血症の患者もしくは本剤投与開始時に血清カリウム値が5.0mEq/Lを超えている患者［高カリウム血症を増悪させるおそれがある。］
2.3 重度の腎機能障害（eGFR 30mL/min/1.73m²未満）のある患者［9.2.1 参照］
2.4 カリウム保持性利尿剤（スピロノラクトン、トリアムテレン、カンレノ酸カリウム）、アルドステロン拮抗剤（エプレレノン）又はカリウム製剤（塩化カリウム、グルコン酸カリウム、アスパラギン酸カリウム、ヨウ化カリウム、酢酸カリウム）を投与中の患者［10.1 参照］

## 4. 効能又は効果

高血圧症

## 6. 用法及び用量

通常、成人にはエサキセレノンとして2.5mgを1日1回経口投与する。なお、効果不十分な場合は、5mgまで増量することができる。

## 7. 用法及び用量に関連する注意

7.1 本剤の投与中に血清カリウム値が5.0mEq/Lを超えた場合には減量を考慮し、5.5mEq/L以上の場合は減量ないし中止し、6.0mEq/L以上の場合には直ちに中止すること。［11.1.1 参照］　7.2 中等度の腎機能障害（eGFR 30mL/min/1.73m²以上60mL/min/1.73m²未満）のある患者及びアルブミン尿又は蛋白尿を伴う糖尿病患者では、1.25mgを1日1回投与から開始し、血清カリウム値など患者の状態に応じて、投与開始から4週間以降を目安に2.5mgを1日1回投与へ増量する。効果不十分な場合は、5mgまで増量することができる。臨床試験で実施された血清カリウム値及びeGFRに基づく調節については「17.臨床成績」を参照すること。［9.1.1、9.2.2、17.1.5、17.1.6 参照］

## 8. 重要な基本的注意

8.1 高カリウム血症があらわれることがあるので、血清カリウム値を原則として投与開始前、投与開始後（又は用量調節後）2週以内及び約1ヵ月時点に測定し、その後も定期的に測定すること。［9.1.1、9.2.2、9.8.2、10.2、11.1.1 参照］
8.2 降圧作用に基づくめまい等があらわれることがあるので、高所作業、自動車の運転等危険を伴う機械を操作する際には注意させること。

## 9. 特定の背景を有する患者に関する注意

9.1 合併症・既往歴等のある患者　9.1.1 アルブミン尿又は蛋白尿を伴う糖尿病患者　より頻回に血清カリウム値を測定すること。高カリウム血症の発現リスクが高まるおそれがある。［7.2、8.1、17.1.6 参照］　9.2 腎機能障害患者
9.2.1 重度の腎機能障害（eGFR 30mL/min/1.73m²未満）のある患者　投与しないこと。高カリウム血症を誘発させるおそれがある。重度の腎機能障害のある患者を対象とした臨床試験は実施していない。［2.3 参照］　9.2.2 中等度の腎機能障害（eGFR 30mL/min/1.73m²以上60mL/min/1.73m²未満）のある患者　より頻回に血清カリウム値を測定すること。高カリウム血症の発現リスクが高まるおそれがある。［7.2、8.1、17.1.5 参照］　9.3 肝機能障害患者　9.3.1 重度の肝機能障害（Child-Pugh 分類C）のある患者　血中濃度が上昇するおそれがある。重度の肝機能障害のある患者を対象とした臨床試験は実施していない。
9.5 妊婦　妊婦又は妊娠している可能性のある女性には、治療上の有益性が

危険性を上回ると判断される場合にのみ投与すること。妊娠ラットで14C-エサキセレノン単回経口投与後の放射能の胎児への移行が認められている。また、ラット及びウサギで催奇形性はみられていないが、ラットで黄体数、着床数、生存胚数及び出生児体重の低値が認められている。　9.6 授乳婦　治療上の有益性及び母乳栄養の有益性を考慮し、授乳の継続又は中止を検討すること。授乳期ラットで14C-エサキセレノン単回経口投与後の放射能の乳汁中への移行が認められている。　9.7 小児等　小児等を対象とした臨床試験は実施していない。　9.8 高齢者　9.8.1 一般に過度の降圧は好ましくないとされている。脳梗塞等が起こるおそれがある。　9.8.2 より頻回に血清カリウム値を測定すること。一般に腎機能が低下していることが多く、高カリウム血症の発現リスクが高まるおそれがある。［8.1 参照］

## 10. 相互作用

本剤は主に薬物代謝酵素CYP3Aで代謝される。

10.1 併用禁忌（併用しないこと）カリウム保持性利尿剤 スピロノラクトン（アルダクトンA）、トリアムテレン（トリテレン）、カンレノ酸カリウム（ソルダクトン）、アルドステロン拮抗剤 エプレレノン（セララ）［2.4 参照］、カリウム製剤 塩化カリウム（塩化カリウム、スローケー）、グルコン酸カリウム（グルコンサンK）、アスパラギン酸カリウム（アスパラカリウム、アスパラ）、ヨウ化カリウム（ヨウ化カリウム）、酢酸カリウム（酢酸カリウム）［2.4 参照］

10.2 併用注意（併用に注意すること）　アンジオテンシン変換酵素阻害剤 イミダプリル塩酸塩、エナラプリルマレイン酸塩等、アンジオテンシンⅡ受容体拮抗剤 オルメサルタン メドキソミル、アジルサルタン、テルミサルタン等、アリスキレンフマル酸塩、シクロスポリン、タクロリムス、ドロスピレノン配合剤［8.1 参照］、強いCYP3A阻害剤 イトラコナゾール、クラリスロマイシン等［8.1、16.7.1 参照］、強いCYP3A誘導剤 リファンピジン、フェニトイン、カルバマゼピン等、セイヨウオトギリソウ（St. John's Wort、セント・ジョーンズ・ワート）含有食品［16.7.2 参照］、リチウム製剤 炭酸リチウム、非ステロイド性消炎鎮痛剤 インドメタシン等［8.1 参照］、ミトタン

## 11. 副作用

次の副作用があらわれることがあるので、観察を十分に行い、異常が認められた場合には投与を中止するなど適切な処置を行うこと。
11.1 重大な副作用　11.1.1 高カリウム血症（1.7%）［7.1、8.1 参照］

## 21. 承認条件

医薬品リスク管理計画を策定の上、適切に実施すること。

**●その他の使用上の注意については添付文書をご参照ください。**

選択的ミネラルコルチコイド受容体ブロッカー ［薬価基準収載］

ミネブロ®錠 1.25mg 2.5mg 5mg

MINNEBRO®

一般名：エサキセレノン
処方箋医薬品 注意－医師等の処方箋により使用すること

製造販売元（文献請求先及び問い合わせ先を含む）

第一三共株式会社
Daiichi-Sankyo
東京都中央区日本橋本町3-5-1

2021年7月作成

ISBN978-4-7581-1670-1
C3047 ¥2000E

9784758116701

羊土社
定価2,200円
（本体2,000円＋税10%）
消費税率変更の場合、上記定価は
税率の差額分変更になります

1923047020000

頻脈性心房細動治療にテープ剤という選択肢。

経皮吸収型・β1遮断剤
処方箋医薬品（注意―医師等の処方

βビソノ®テープ 2mg
（ビソプロロール・テープ剤）

## ビソノテープの特性

1. 本態性高血圧症、頻脈性心房細動治療薬®にテープ剤という、新たな選択肢。
2. 24時間にわたり降圧効果と心拍数調節効果を示します。
3. 頻脈性心房細動治療の用量調節を可能にするため、2mgを追加。
4. 汗をかいてもはがれにくい製剤に改良しました。
5. 本態性高血圧症（軽症～中等症）承認時における副作用は789例中233例（29.5%）に認められ、主なものは適用部位そう痒感56例（7.1%）、適用部位皮膚炎29例（3.7%）、適用部位紅斑17例（2.2%）等でした。また、主な臨床検査値異常変動は、血中トリグリセリド増加20例（2.5%）、ALT（GPT）の上昇13例（1.6%）、血中尿酸増加12例（1.5%）、好酸球百分率増加12例（1.5%）等でした。頻脈性心房細動承認時における副作用は247例中43例（17.4%）に認められ、主なものは適用部位皮膚炎9例（3.6%）、適用部位そう痒感6例（2.4%）、心不全3例（1.2%）等でした。また、臨床検査値異常変動は3例（1.2%）であり、肝機能検査値上昇2例（0.8%）、血小板数減少1例（0.4%）でした。重大な副作用として心不全（0.6%）、完全房室ブロック、高度徐脈、洞不全症候群（いずれも頻度不明）が報告されています。

※：ビソノテープ2mgの効能・効果：頻脈性心房細動　ビソノテープ4mg・8mgの効能・効果：本態性高血圧症（軽症～中等症）、頻脈性心房細動

### 【禁忌（次の患者には投与しないこと）】〈抜粋〉
1. 高度の徐脈（著しい洞性徐脈）、房室ブロック（Ⅱ、Ⅲ度）、洞房ブロック、洞不全症候群のある患者
2. 糖尿病性ケトアシドーシス、代謝性アシドーシスのある患者
3. 心原性ショックのある患者
4. 肺高血圧による右心不全のある患者
5. 強心薬又は血管拡張薬を静脈内投与する必要のある心不全患者
6. 非代償性の心不全患者
7. 重度の末梢循環障害のある患者（壊疽等）
8. 未治療の褐色細胞腫の患者
9. 妊婦又は妊娠している可能性のある婦人
10. 本剤の成分に対し過敏症の既往歴のある患者

【効能・効果】1.本態性高血圧症（軽症～中等症）2.頻脈性心房細動（ビソノテープ2mgの効能・効果は頻脈性心房細動のみ）
【用法・用量】1.本態性高血圧症（軽症～中等症）通常、成人にはビソプロロールとして8mgを1日1回、胸部、上腕部又は背部のいずれかに貼付し、貼付後24時間ごとに貼りかえる。なお、年齢、症状により1日1回4mgから投与を開始し、1日最大投与量は8mgとする。2.頻脈性心房細動 通常、成人にはビソプロロールとして1日1回4mgから投与開始し、効果が不十分な場合には1日1回8mgに増量する。本剤は胸部、上腕部又は背部のいずれかに貼付し、貼付後24時間ごとに貼りかえる。なお、年齢、症状により適宜増減するが、1日最大投与量は8mgとする。

〈用法・用量に関連する使用上の注意〉(1)褐色細胞腫の患者では、本剤の単独投与により急激に血圧が上昇することがあるので、α遮断剤で初期治療を行った後に本剤を投与し、常にα遮断剤を併用すること。(2)腎機能障害のある患者では、本剤の血中濃度が上昇するおそれがあるため低用量から投与を開始することを考慮すること。〔[薬物動態]の項参照〕(3)頻脈性心房細動を合併する本態性高血圧症の患者に投与する場合、頻脈性心房細動の用法・用量は1日1回4mgから開始することに留意した上で、各疾患の指標となる血圧や心拍数、症状等に応じ、開始用量を設定すること。【使用上の注意】(抜粋)1.慎重投与（次の患者には慎重に投与すること）(1)気管支喘息、気管支痙攣のおそれのある患者(2)うっ血性心不全のおそれのある患者(3)特発性低血糖、コントロール不十分な糖尿病、長期間絶食状態の患者(4)甲状腺中毒症の患者(5)腎機能障害のある患者(6)重篤な肝機能障害のある患者(7)末梢循環障害のある患者（レイノー症候群、間欠性跛行症等）(8)徐脈、房室ブロック（Ⅰ度）のある患者(9)過度に血圧の低い患者(10)異型狭心症の患者(11)乾癬の患者又は乾癬の既往のある患者(12)高齢者【2.重要な基本的注意】(1)投与が長期にわたる場合は、心機能検査（脈拍、血圧、心電図、X線等）を定期的に行うこと。徐脈又は低血圧の症状があらわれた場合には減量又は投与を中止すること。また、必要に応じアトロピンを使用すること。なお、肝機能、腎機能、血液像等に注意すること。(2)類似化合物（プロプラノロール塩酸塩）使用中の狭心症患者で急に投与を中止したとき、症状が悪化したり、心筋梗塞を起こした症例が報告されているので、休薬を要する場合は徐々に減量し、観察を十分に行うこと。また、患者に医師の指示なしに使用を中止しないよう注意すること。特に高齢者においては同様の注意をすること。(3)甲状腺中毒症の患者では急に投与を中止すると、症状を悪化させることがあるので、休薬を要する場合には徐々に減量し、観察を十分に行うこと。(4)手術前48時間は投与しないことが望ましい。(5)めまい、ふらつきがあらわれることがあるので、本剤投与中の患者（特に投与初期）には自動車の運転等危険を伴う機械を操作する際には注意させること。(6)心不全を合併する患者では本剤投与により心不全の症状を悪化させる可能性があるので、心機能検査を行う等、観察を十分に行うこと。(7)本剤の貼付により皮膚症状を起こすことがあるので、本剤の使用が適切であるか慎重に判断すること。また、本剤の貼付に際しては貼付部位を毎回変更すること。皮膚症状があらわれた場合には、ステロイド軟膏等を投与するなど、本剤を投与中止など適切な処置を行うこと。3.相互作用 併用注意（併用に注意すること）交感神経系に対し抑制的に作用する薬剤（レセルピン等）、血糖降下剤（インスリン製剤、トルブタミド等）、Ca拮抗剤（ベラパミル塩酸塩、ジルチアゼム塩酸塩等）、ジギタリス製剤（ジゴキシン、メチルジゴキシン）、クロニジン塩酸塩、グアナベンズ酢酸塩、クラスI抗不整脈剤（ジソピラミドリン酸塩、プロカインアミド塩酸塩、アジマリン等）、クラスⅢ抗不整脈剤（アミオダロン塩酸塩）、非ステロイド性抗炎症剤（インドメタシン等）、降圧作用を有する薬剤（降圧剤、硝酸剤）、フィンゴリモド塩酸塩等 4.副作用 本態性高血圧症 臨床試験（承認時）：総症例数789例中、副作用が報告されたのは233例（29.5%）であり、その主なものは、適用部位そう痒感56例（7.1%）、適用部位皮膚炎29例（3.7%）、適用部位紅斑17例（2.2%）等であった。また、主な臨床検査値異常変動は、血中トリグリセリド増加20例（2.5%）、ALT（GPT）の上昇13例（1.6%）、血中尿酸増加12例（1.5%）、好酸球百分率増加12例（1.5%）等であった。頻脈性心房細動 臨床試験（承認時）：総症例数247例中、副作用が報告されたのは43例（17.4%）で、その主なものは、適用部位皮膚炎9例（3.6%）、適用部位そう痒感6例（2.4%）、心不全3例（1.2%）等であった。また、臨床検査値異常変動が報告されたのは3例（1.2%）であり、肝機能検査値上昇2例（0.8%）、血小板数減少1例（0.4%）であった。(1)重大な副作用 心不全（0.6%）、完全房室ブロック、高度徐脈、洞不全症候群（いずれも頻度不明）があらわれることがあるので、心機能検査を定期的に行い、このような副作用が発現した場合には減量又は投与を中止するなどの適切な処置を行うこと。

■その他の使用上の注意等詳細は、製品添付文書をご参照下さい。

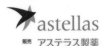

トーアエイヨー
製造販売

astellas
販売 アステラス製薬

2020年1月作成

[文献請求先・お問い合わせ先] トーアエイヨー株式会社 信頼性保証部 ／ 電話 0120-387-999